TROISIÈME ÉDITION

VICHY-CUSSET

ET LEURS

EAUX MINÉRALES

*ÉTUDE DES EAUX ET DE LEURS PROPRIÉTÉS;
LEUR MODE D'ACTION;
MALADIES TRAITÉES A VICHY;*

PAR LE

Dʀ L. GRELLETY

MÉDECIN CONSULTANT A VICHY

Médaille d'argent des Eaux minérales,
décernée par l'Académie,
Ex-secrétaire des Sociétés de Thérapeutique
et d'Hydrologie, etc.

Primó esse utile !...

PARIS

ADRIEN DELAHAYE & EMILE LECROSNIER

Place de l'École-de-Médecine.

1883

VICHY-CUSSET

ET LEURS

EAUX MINÉRALES

TROISIÈME ÉDITION

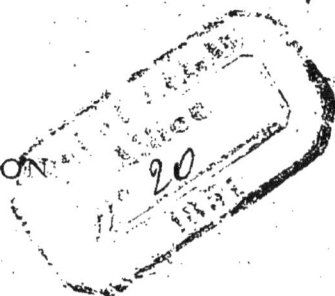

VICHY-CUSSET

ET LEURS

EAUX MINÉRALES

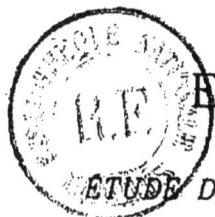

ÉTUDE DES EAUX ET DE LEURS PROPRIÉTÉS;
LEUR MODE D'ACTION;
MALADIES TRAITÉES A VICHY;

PAR LE

Dᴿ L. GRELLETY

MÉDECIN CONSULTANT A VICHY

Médaille d'argent des Eaux minérales
décernée par l'Académie
Ex-secrétaire des Sociétés de Thérapeutique
et d'Hydrologie, etc.

Primó esse utile!...

VICHY
IMPRIMERIE WALLON

1883

VICHY-CUSSET

Je ne fais que devancer l'œuvre du temps, en enchaînant sous un même nom les deux villes d'eaux, que leur proximité et leur communauté d'intérêts réunissent par tant de liens. — Leurs sources sont identiques, offrent des propriétés analogues et répondent aux mêmes indications; un jour viendra certainement où ces deux stations n'en feront qu'une. La route qui les réunit est déjà à moitié bordée de constructions élégantes. Ce sera plus tard la rue principale de la ville de Vichy-Cusset.

La séparation sera même peut-être bientôt effacée et les traits d'union accrus, si la compagnie propriétaire des sources Elisabeth et Sainte-Marié se décide, comme elle en a le projet, à créer une nouvelle route qui traverserait les prairies qu'arrose le Sichon et tomberait en plein cœur de Vichy. De brillantes villas ne tarderaient pas à surgir sur tout ce parcours si verdoyant et si coquet. — Mon désir deviendrait rapidement une réalité et tout le monde en bénéficierait. — Vichy-Cusset aurait alors les meilleurs titres pour devenir une sous-préfecture. — Puisse ce but à atteindre effacer les dernières rivalités qui existent encore entre les deux sœurs!..

* * *

Ce livre, bien que modifié dans son titre, doit être considéré comme la 3ᵉ édition du travail que j'ai publié en 1874 et réédité en 1877. — Le bon accueil que j'ai reçu jadis m'a engagé à revenir à la charge.

* * *

J'ai fait mon possible pour concentrer dans cette nouvelle édition tous les faits intéressants que l'expérience des autres et la mienne propre m'ont appris, depuis 1877, sur Vichy. — J'y parle en particulier de toutes les nouvelles sources découvertes depuis cette époque.

Est-ce à dire que ceux qui me liront doivent craindre de se heurter à des prétentions doctrinales ou à une indigeste compilation? non;

au lieu de faire parade d'une vaine et stérile érudition, j'ai préféré être éclectique et réduire tous le fatras des écoles antagonistes, dont Prunelle et Petit furent les principaux représentants, à quelques formules aussi intelligibles que possible et basées tout d'abord sur l'observation des faits.

J'estime que les données de la science moderne doivent, dans le plus grand nombre des cas, servir à contrôler, à parfaire, à établir définitivement ce que nos devanciers nous ont transmis. Le progrès, en médecine surtout, est un Janus dont l'une des faces doit regarder le passé et l'autre l'avenir.

C'est seulement dans ces conditions que la médecine expérimentale, prenant à corps le problème pathologique, parviendra à en dégager les inconnues et perdra son caractère conjectural, pour revêtir un cachet positif. Le présent est déjà très encourageant et justifie une fois de plus le dire de Pascal: L'humanité est un homme qui vit toujours et qui apprend sans cesse!

Malheureusement, il reste encore bien des points à élucider en ce qui concerne l'action intime des alcalins: aussi ai-je parfois été obligé de m'appesantir longuement sur les questions encore en litige. La parole sera plus tard aux abréviateurs; nos heureux successeurs pourront être plus vrais et moins prolixes. Mais, en l'état des choses, l'hypothèse qui est souvent plus séduisante que solide, est encore une ressource, lorsqu'elle s'appuie sur le raisonnement; le demi-jour est, dans tous les cas, préférable à l'obscurité complète.

**

Les résultats thérapeutiques sont, du reste, bien propres à engendrer l'optimisme et à triompher du scepticisme le plus enraciné.

C'est à nos ressources hydriatiques qu'il faut tout d'abord attribuer ces salutaires transformations; la nature nous a prodigué ses trésors et nulle pharmacopée ne saurait rivaliser avec la simplicité des moyens qu'elle emploie.

Les modificateurs hygiéniques ne viennent

que secondairement. Ces influences pourraient se résumer en deux mots: chercher ce
qui est salutaire, éviter ce qui est nuisible.

Les distractions douces et agréables, le
spectacle d'une nature gracieuse et variée, les
charmes d'une brillante société, prédisposent
favorablement l'économie à une rénovation
complète et ajoutent leurs heureux effets à
ceux de la médication alcaline.

*
* *

Ce serait une erreur d'aller plus loin et de
rapporter exclusivement aux circonstances
accessoires de la médication hydro-minérale,
aux nouvelles conditions hygiéniques, dans
lesquelles se trouvent placés les malades, la
puissance curative des eaux. Il suffit, en effet,
d'examiner chacun des éléments du problème,
sans parti pris, pour se convaincre de l'exac-
titude de cette assertion. Le voyage qu'il faut
faire pour se rendre à Vichy ou à Cusset est
le plus souvent une occasion de fatigues excessives; il est fréquemment tenté avec de légitimes appréhensions, et nombre de valétudi-

naires ne se risquent à l'accomplir qu'avec l'espérance d'avoir une compensation auprès des sources.

Si la cohue des baigneurs ne se composait que d'habitants des villes, on pourrait invoquer, comme nous le faisons plus loin, les bienfaits de l'air pur et du changement de milieu ; mais la campagne, et je comprends dans ce mot les localités moins peuplées que notre station, fournit presque autant de malades que les cités populeuses.

Il en est de même des autres considérants que l'on voudrait faire entrer en ligne de compte, d'une façon trop prépondérante : beaucoup de nos visiteurs trouvent, chez eux, une installation plus confortable, une nourriture plus succulente, que dans les meilleurs hôtels. Enfin, si pour un certain nombre d'entre eux, l'éloignement des affaires ou des causes qui ont engendré leur affection, suffit pour amener le calme de l'esprit et préparer la guérison, pour quelques autres, la privation des joies domestiques se fait cruellement sentir. Quant aux distractions, elles dépassent trop souvent le but ou laissent les étrangers indifférents; par conséquent, il serait injuste de faire passer l'influence des agents moraux, avant celle des principes minéralisateurs.

*
* *

Afin de bien établir l'efficacité des eaux minérales, le corps médical tout entier doit réagir contre l'engouement systématique du public, qui, par reconnaissance ou par ignorance, voit partout des panacées. Je sais que quelques confrères font remonter jusqu'à nous la responsabilité de ces opinions fantaisistes. C'est un tort, car nul plus que les spécialistes, n'est intéressé à bien établir l'importance de la médication alcaline, à restreindre le cadre des maladies qui relèvent de cette médication. Notre tâche devient alors plus facile et le succès plus constant.

*
* *

Pour mon compte, je ne me suis rigoureusement occupé que des maladies qui doivent et peuvent être traitées avec succès aux eaux de Vichy-Cusset.

Les descriptions pathologiques qui suivent ont été faites dans cet esprit : j'ai tenu à bien distinguer les unes des autres les affections similaires et à bien indiquer à quelle période de la maladie le traitement alcalin peut être réellement profitable.

Ces données sont de la plus haute importance, et, c'est pour ne pas en avoir tenu compte, que des malades abandonnés à leur propre direction ont été cruellement éprouvés par les eaux, après en avoir obtenu quelques années auparavant de bons résultats.

C'est ainsi qu'une gravelle urique, après avoir été considérablement amendée pendant une saison thermale, pourra être aggravée l'année suivante par le traitement, si dans l'intervalle elle s'est compliquée de cystite ou d'une lésion des reins. Ces modifications constituent une contre-indication qui peut parfaitement échapper au malade, ou, du moins, le laisser indifférent, si elle attire son

attention. Nous avons parlé d'affections similaires; il est indispensable de les distinguer les
unes des autres; ainsi, tandis que la gravelle
urique est guérie par les eaux de Vichy, les
autres formes de gravelles ne sont modifiées
qu'exceptionnellement par ces mêmes eaux.

*
* *

Quant au moment opportun pour administrer les eaux, il faut également en tenir
compte, puisque les eaux de Vichy ne sont
utiles que dans certaines phases pathologiques;
c'est ainsi qu'elles n'ont de chances de réussir
que dans les deux premiers degrés de la néphrite parenchymateuse et interstitielle, que
dans le diabète floride, que lorsque la goutte
n'a pas complètement débilité le malade et
qu'il existe de la dyspepsie, etc.

En résumé, nous avons uniquement en-
visagé la pathogénie, la symptomalogie, le
diagnostic des maladies, au point de vue du
traitement; notre objectif continuel a été de
dégager et de mettre en lumière tout ce qui

pouvait aboutir à une guérison prompte et radicale.

*
* *

Vichy n'a cessé de grandir depuis dix ans; c'est aujourd'hui une ville d'eaux sans rivale, où, de tous les points du monde, on court faire emplette de santé.

On y vient de plus en plus tous les ans, comme d'ailleurs dans les autres stations balnéaires et sur nos plages. — Cette affluence n'est pas affaire de mode, comme on l'a dit; elle est la conséquence de soucis hygiéniques que nos pères n'avaient pas et qu'ils n'auraient pas pu réaliser facilement d'ailleurs, alors que les chemins de fer n'existaient pas ou étaient moins nombreux; aujourd'hui le plus petit bourgeois, lorsqu'il ne suit pas lui-même un traitement hydro-minéral, entend faire respirer à ses enfants, au moins une fois par an, pendant quelques semaines, un air pur et fortifiant, et il a parfaitement raison !

*
* *

Le bon état de nos sources, la garantie de leur émergence, l'aménagement qui en maintient l'existence et la durée, sont *à peu près* irréprochables. — Les sources et les établissements qui y sont annexés sont dans une situation saine, agréable, faciles d'accès même pour les plus infirmes, pourvus d'eaux potables de bonne qualité et en quantité suffisante, à l'abri des débordements des rivières, des miasmes des marais, des exhalaisons putrides d'égouts et de déjections humaines, en un mot, de tout ce qui peut donner naissance à des infections nuisibles, à des maladies endémiques ou épidémiques.

La prospérité toujours croissante de Vichy s'explique par ceci, que tout y est fait en vue de la guérison des malades. — Si sur d'autres points il existe des dissentiments regrettables, l'accord est du moins unanime pour atteindre ce but ; l'ascendant et la connexité des efforts de tout le corps médical sont confondus dans cette même pensée, visent ce même objectif,

* *

Cet heureux *consensus* constitue, à mon sens, un argument de grande valeur pour la suppression de l'inspectorat médical, qui investit un seul de nous du contrôle et le charge de pourvoir à des améliorations, auxquelles se rattachent des intérêts publics de la plus haute importance.

Lorsqu'il s'agit du progrès et de l'intérêt général, le concours de tous est nécessaire, et ce serait faire en même temps un acte de justice et de bonne administration, que d'en tirer profit, que de ne plus fournir prétexte à de légitimes revendications.

***

Tel qu'il est, je pense que ce livre, destiné à bien préciser le mode d'action de la cure alcaline, est susceptible de rendre quelques services.

Je serai amplement récompensé de mes efforts, s'il contribue à faire mieux connaître les véritables propriétés des eaux de Vichy-Cusset, et par suite, s'il attire autour des sources un plus grand nombre de malades.

Dr L. G.

COUP D'ŒIL

SUR VICHY ET SUR CUSSET

———

Bien que ce livre soit exclusivement médical, je ne puis m'empêcher de consacrer quelques lignes de description à notre cité thermale.

Sans avoir recours à toutes les épithètes de Mᵐᵉ de Sévigné, sans invoquer le témoignage emphatique de l'abbé Fléchier, on peut dire que Vichy est une charmante petite ville. Nous ne partageons assurément pas l'enthousiasme de ces deux écrivains pour les rivages de l'Allier ; nous ne pensons pas que « le pays soit, seul, capable de guérir », mais nous convenons que la campagne est intéressante, surtout si on a le soin de la visiter en artiste et non en malade.

Vichy est à 259 mètres d'altitude. La hauteur moyenne du baromètre est de 735 millimètres.

Comme toutes les autres villes d'eaux, Vichy prétend remonter à l'époque celtique,

2

ou tout au moins à la période gallo-romaine. Mais, malgré les fragments de poterie, les figurines, les pièces de monnaie, attribuées aux Arvernes, aucun antiquaire n'a pu réellement reconstituer son extrait de naissance.

Quelques savants pensent que le nom d'*aquœ calidœ*, qui figure sur la table théodosienne, devait désigner Vichy : — c'est une supposition purement gratuite.

C'est à la date de 1065 qu'il est fait mention du premier seigneur de Vichy, Théodebert. — Au XIIᵉ siècle, c'était le siége de l'une des châtellenies du Bourbonnais ; la ville fut plus tard réunie au domaine de la couronne ; elle avait un corps de ville, un grenier à sel et ressortissait à la sénéchaussée de Moulins ; Louis II, troisième duc de Bourbon, y fit bâtir un château (la tour actuelle de l'horloge en faisait partie) et fonda le fameux couvent des Célestins, dont quelques restes subsistent encore. — Pris, repris, assiégé, saccagé, pendant les guerres de la Praguerie et du Bien public, et plus tard par les huguenots et les ligueurs, Vichy ne se releva de tous ces malheurs que lorsque Henri IV eut pacifié définitivement le royaume de France.

En 1572, Vichy était considéré comme ville

close; mais son importance était bien peu considérable, puisque sa part de contribution, pour l'entretien des hommes de guerre, n'était que de 66 livres 10 sous.

(V. *Histoire du Bourbonnais*, par Coiffier Demoret, t. II, p. 36).

On peut être justement fier des progrès accomplis, depuis, puisque aujourd'hui la population fixe est de près de dix mille habitants et que la ville est assez grande pour recevoir quarante mille visiteurs, dans l'espace de quelques mois.

La véritable vogue de Vichy remonte au xviie siècle ; une foule de hauts personnages s'y donnent rendez-vous. L'abbé Fléchier, alors précepteur des enfants de M. de Commartin, doit être cité en tête de la liste. Il s'y rendit en 1665 et célébra en prose et en vers les sites, l'air pur et les nymphes des bords de l'Allier. Par charité, nous n'insisterons pas sur ses malencontreux essais ; il est heureux pour sa mémoire qu'il ait eu des titres plus sérieux pour s'imposer à la postérité.

Le *Mercure galant* du mois de mai 1678, nous apprend que M. le chevalier de Lorraine et M. le marquis de Seignelay, secrétaire d'Etat, sont depuis quelques jours à Vichy, logés par M. de Pontgibaud, lieutenant général.

Il ajoute : « M. le duc de Bouillon, grand chambellan de France, Mme la duchesse sa femme, Mme la comtesse de Saint-Aignan et Mme la marquise de Danjeau, femme du gouverneur de la province de Touraine, sont allez boire ces mesmes eaux et s'y baigner. — Vous vous imaginez bien qu'avec tant de personnes du plus haut rang, les divertissements ne manquent pas à Vichy ; la joye est fort nécessaire pour faire profiter les remèdes. »

C'est avant tout la physionomie souriante de Mme de Sévigné, qui plane avec un charme poétique sur le passé de Vichy. Son gracieux souvenir vit encore dans toutes les mémoires et, à chaque nouvelle saison, les baigneurs s'empressent d'aller visiter le modeste pavillon qui porte son nom.

Le niveau révolutionnaire a rasé le couvent des Célestins, dont l'importance et la richesse sont signalées dans toutes les chroniques, mais il a respecté la maison au pignon élevé qu'habita Mme de Sévigné.

Comme l'a écrit M. Burguières, la gloire littéraire a survécu aux fondations religieuses.

C'est dans sa lettre du 6 août 1675, au

comte de Bussy, que Mme de Sévigné récrimine pour la première fois contre sa santé : « Cette belle santé que vous avez vue si triomphante a reçu quelques attaques dont je me suis trouvée humiliée, comme si j'avais reçu un affront. »

Elle nous apprend plus tard, avec beaucoup de délicatesse, qu'elle a eu un rhumatisme, et que la période de la ménopause et ses dangers viennent d'être heureusement franchis.

Quelques mois après, nous la retrouvons à Vichy, qu'elle a préféré à *Bourbon* (probablement Bourbon-l'Archambault), parce que Vichy est plus près de sa fille.

Louis XIV commença cette longue série d'améliorations et d'embellissements qui ont fait de Vichy la première station thermale, non-seulement de France, mais du monde entier.

Mesdames Adélaïde et Victoire de France, continuèrent l'œuvre du grand roi.

Mais ce n'est guère que depuis 1861 que cette station thermale est entrée dans la voie de prospérité inouie, qui lui a valu la visite des hôtes les plus illustres et des malades de toutes les nations.

La vieille et une partie de la nouvelle ville

ont été bâties sur des travertins ou calcaires aragoniteux, dont on voit au sud-est les magnifiques affleurements en falaises, connus sous le nom de *Rocher des Célestins*. Le dépôt en forme de champignon calcaire, sur lequel est bâti le vieux Vichy, aurait été formé par l'épanchement en cascades des eaux, après la période diluvienne, et l'abondance de leur écoulement aurait été supérieure « à tout ce dont les conditions actuelles de la nature peuvent nous donner une idée ! »

Ces énormes dépôts, dûs à l'évaporation de l'eau des sources, ont demandé des siècles pour se produire ; c'est aussi à la longue seulement que les canaux d'arrivée se sont obstrués.

*
* *

On peut se faire une idée de l'espèce d'abandon dans lequel étaient jadis les sources connues à l'époque de Claude Fouët (la *fontaine des Capucins* ou *grand puy quarré*, la *Grille*, les deux *fontaines Gargniez*, le *Gros-Boulet* et la *fontaine des Célestins*) par ce passage de l'une de ses publications : *Le secret des bains et eaux minérales de Vichy, en Bourbonnais :* « Autour de chaque bassin, l'on voit un nombre infiny de petits bouillons qui

sont autant de tentatives que font ces prison-
nières innocentes retenues dans le sein de leur
mère, afin de se communiquer avec plus
d'abondance pour la santé des malades qui,
par l'opiniâtreté de leurs maux, sont contraints
d'avoir recours à elles. »

Les eaux jaillissaient évidemment à ciel
ouvert, sans être captées.

Je ne veux pas quitter Claude Fouët sans
faire d'autres citations, qui montreront le chemin parcouru depuis 1679. Voici comment il
décrit les effets des eaux de Vichy : Je dis que
toutes nos fontaines sont purgatives, les unes
plus, les autres moins (le contraire serait
plutôt la vérité); la fontaine des Capucins et
la Grille sont plus balsamiques que purgatives ; le Boulet et les autres fontaines froides
et tempérées sont plus purgatives, mais moins
balsamiques ; le Boulet est fort apéritif et déso-
pilatif; la fontaine des Célestins fort apéritive,
diurétique et rafraîchissante pour un âge
vigoureux ; les fontaines Gargniez, comme
tempérées, tiennent le milieu ; elles purgent,
elles poussent par les selles et par les urines
sans incommoder ny l'estomac, ny la poitrine,
notamment si on les mesle avec celles des
Capucins ou de la Grille. »

Plus loin, on lit, à propos de la source des Capucins :

« Lorsqu'il s'agit de fortifier un estomac débile, une poitrine délicate et un cerveau faible, les eaux de cette fontaine satisfont à ces trois indications. » Ces deux derniers états contre-indiquent aujourd'hui le traitement alcalin.

Pour Claude Fouët, nos eaux devaient leurs propriétés uniquement au *nitre,* sel qui, par sa nature, disait-il, approche du *borax fossile.* Les progrès de la chimie ont fait découvrir une trentaine de corps.

Il serait difficile de retenir un cri d'admiration et de reconnaissance en songeant à ce qu'est Vichy aujourd'hui, si on le compare à ce qu'il était à l'époque où des hordes barbares envahirent le Moûtier, sous Philippe-le-Bel.

Mais, sans remonter si haut, qu'était Vichy en 1830 et même en 1850 ? Une bourgade sans importance, sans voies de communications ferrées, sans hôtels confortables, avec des marécages, des sources mal captées ou abandonnées, une population pauvre, etc.

Aujourd'hui, notre cité thermale est sans rivale en France et elle possède toutes les séductions des établissements jadis en vogue sur les bords du Rhin.

Le chiffre des visiteurs qui était de 20,599 en 1867, de 25,524 en 1872, a atteint le chiffre énorme de 42,000 en 1882. — L'expédition des bouteilles a suivi une progression analogue.

Les étrangers qui ont passé l'hiver dans le Midi et qui tiennent au confortable, arrivent de bonne heure, dès la fin d'avril ou les premiers jours de mai. — Lorsque le temps n'est pas pluvieux, le moment est bien choisi ; mais c'est surtout à partir du vingt mai jusqu'à la fin de septembre que l'affluence est considérable.

L'arrière saison, elle-même, comporte des charmes qui font oublier et les absents et la chûte des feuilles : les réunions deviennent plus intimes, les liaisons plus faciles, plus profondes et l'on se quitte avec l'espoir de se retrouver.

Les malades paisibles qui préfèrent à la bruyante agitation des foules et à la vie mondaine un peu de solitude et de calme, ne sauraient choisir un moment plus favorable, pour venir faire une cure thermale.

Dans cette période, on trouve plus de faci-

lités pour l'heure des bains et des douches,
plus de confortable dans les hôtels, où règne
nécessairement moins d'encombrement ; la vie
est elle-même plus régulière et le traitement
n'en donne que de meilleurs résultats.

*
* *

Les événements de 1870, en imposant au
patriotisme français le devoir de délaisser les
eaux d'Allemagne, ont eu pour résultat immédiat de mieux faire connaître et apprécier les
ressources dont nous disposons.

La comparaison ne pouvait être qu'à notre
avantage ; le résultat ne s'est pas fait attendre.

Aujourd'hui, nous n'avons plus à mau-
gréer contre l'indifférence routinière qui pous-
sait les favoris de la fortune vers l'Allemagne,
et laissait les établissements français dans un
état d'infériorité relative.

Notre ville ne laisse rien à désirer, même
aux raffinés de la civilisation moderne, qu'un
entraînement irréfléchi fait courir après le
plaisir, quand la raison commande de chercher la santé, et elle possède des ressources
hydriatiques d'une efficacité, d'une abondance
incomparables, à l'usage des malades vraiment soucieux de leur existence.

On peut, sans crainte d'être démenti par

les faits, appliquer à cette station minérale ce que Gubler disait de la France, en ouvrant un cours de thérapeutique : « Quel autre pays pourrait procurer aux malades une telle réunion de circonstances favorables à la cure? — Où l'étranger trouverait-il un accueil plus bienveillant que chez cette nation courtoise, humaine, généreuse, dont le cœur n'a jamais su nourrir un ressentiment? — En quel lieu le valétudinaire qui va chercher aux eaux la santé, trouvera-t-il des soins plus éclairés et plus dévoués qu'auprès du personnel médical de nos établissements thermaux, où brillent d'éminentes individualités, et qui, nous pouvons le dire sans flatterie, est généralement composé d'hommes de science, et qui plus est, de conscience ? »

**

Ajoutons, pour être juste, que les étrangers sont, ici, moins exposés que partout ailleurs à être les victimes de la rapacité des maîtres d'hôtel.

Les indigènes de la plupart de nos villes d'eaux, considèrent à tort les malades comme une proie qui leur appartient et qu'ils ont le droit de rançonner à discrétion. Il n'en est pas de même à Vichy, et voici pourquoi:

Une quantité exagérée d'hôtels et de maisons meublées a surgit avec une rapidité vertigineuse. La concurrence s'en est mêlée et, aujourd'hui, les hôteliers sont obligés de bien traiter les malades, à des prix rémunérateurs, sous peine de les voir accaparés par le voisin. On peut se loger dans le Vieux Vichy, chambre et nourriture réunies, même pour cinq francs par jour. C'est un minimum qui explique comment des personnes peu fortunées ne craignent plus de venir se traiter sur place.

* *

L'excellence du climat de Vichy ressort éloquemment de l'immunité remarquable dont ses hôtes y ont joui, alors que le choléra faisait des ravages épouvantables dans la plupart de nos grandes villes.

En 1832, cette année funeste où Paris enregistra jusqu'à 1800 décès cholériques par jour, Vichy, presque délaissé par ses visiteurs habituels, conservait intact son état de salubrité normale ; les années 1849, 1853 et 1864 se sont écoulées comme les précédentes, sans qu'il se soit produit d'observation relative au choléra, qui se développa avec tant de violence sur divers centres de population, même circonvoisins,

Mais ce n'est pas seulement aux époques d'épidémie que Vichy doit servir de refuge à ceux qui habitent les grands centres de population. Son hospitalité est profitable en tout temps à ceux qui respirent l'air vicié et confiné des cités populeuses, à ceux qui s'étiolent, qui languissent dans l'enceinte délétère des villes.

Le changement d'air et de climat a toujours été regardé, par les médecins, comme un remède très-efficace dans la première période de beaucoup de maladies, et la justesse de cette opinion est confirmée par la raison et l'expérience. On remarque journellement que la santé s'améliore, lorsque, même pendant peu de temps, on a quitté une grande ville pour habiter la campagne, et il n'est personne qui n'ait eu l'occasion de voir des maladies être arrêtées dans leur marche ou même guéries, parce que celui qui en était atteint, avait changé de climat.

C'est ainsi que certaines dyspepsies, pour ne parler que des affections qui se traitent à Vichy, sont souvent suspendues ou guéries, après avoir résisté à un long traitement, par un simple changement de demeure, ou bien, sous l'influence de ce changement, elles cèdent

facilement à l'action de remèdes qui auparavant n'avaient fait que peu ou point d'impression sur elles.

*
* *

Si un résultat aussi marqué est produit par
un changement de climat ordinaire, il est
raisonnable de penser qu'un changement
complet pour l'air, le régime et les habitudes,
lorsqu'il s'agit d'une ville comme Paris où
l'air est chargé de principes morbifiques,
insuffisant, où l'alimentation est sujette à tant
de fraudes, où la vie est si enfiévrée, où on
s'use si rapidement; il est, dis-je, raisonnable
de penser qu'un pareil changement est susceptible de remédier à cette débilité des forces
vitales, à cette *cachexie* inommée et mal
définie qui atteint les habitants des villes.

*
* *

Les Parisiens ne sauraient préférer impunément, comme Mme de Staël, dans l'amer-
tume de son exil, le ruisseau de la rue du Bac
aux plaines Virgiliennes !...

S'ils tombent dans des états constitutionnels,
qui n'attendent qu'une cause accidentelle
pour se traduire en maladie, c'est précisément
parce qu'ils ne savent pas ou qu'ils ne peuvent
pas se soustraire à l'empoisonnement, qui

résulte de l'agglomération. Il suffirait souvent d'une absence de quelques jours, pour arrêter ces tristes dispositions et les changer en apparences de force et de santé.

Un certain nombre d'entre eux, je le sais, viennent, chaque année, demander au climat de l'Allier, de substituer un aliment pur et fortifiant à l'aliment vicieux de leur appareil respiratoire; mais ce n'est pas assez et il est à désirer que l'affluence soit à l'avenir encore plus considérable.

Tous les âges peuvent s'y donner rendez-vous:

L'âge de la puberté, cette époque de lutte intellectuelle et organique, trouvera dans ce milieu bienfaisant un auxiliaire hygiénique des plus puissants; et plus tard, à l'époque des plaisirs énervants, des passions du cœur, des soucis de la vie, les mêmes moyens, secondés par nos ressources hydriatiques, pourront encore remonter l'énergie organique.

Nombre de femmes épuisées par les nerveuses surexitations de la vie mondaine ou par des couches laborieuses, répétées, y trouveront les forces qui peuvent rendre les unes mères et soutenir les autres contre les fatigues de la maternité.

Combien d'hommes, de leur côté, qui, usant leur vie dans l'excès du travail ou du plaisir, pourront puiser ici une vigueur nouvelle et renouveler l'histoire du Titon de la fable.

Enfin la vieillesse elle-même, la vieillesse affaissée et impressionnable, y rencontrera à son tour, un appui, un contre-poids, des éléments de résistance, qui lui permettront d'arriver sans secousses et sans souffrances à ce repos mystérieux que la nature ménage à tous les êtres, comme une nuit calme, après un jour d'agitation !

***

Le Vichy rayonnant, étincelant des beaux jours, c'est le Vichy des abords du Casino : « C'est là que palpite l'âme de Vichy, là que se concentre sa vie, là qu'il frémit, qu'il s'agite, qu'il s'enivre de musique et de parfums. »

On a assez célébré les ombrages des deux parcs, les charmes de l'enclos des Célestins, la fraîcheur, le confortable du théâtre et des salons, l'excellence de l'orchestre, le luxe des toilettes, pour que je sois dispensé d'y insister.

***

Ce que je viens de dire de Vichy peut s'entendre aussi en grande partie de Cusset. Cette dernière ville possède certainement moins d'hôtels confortables que Vichy, surtout depuis l'incendie de l'hôtel Sainte-Marie, dont le parc est toujours ravissant; mais pour les personnes qui préfèrent le calme et la simplicité, pour celles qui veulent éviter l'encombrement, et pouvoir choisir l'heure de leur douche ou de leur bain, notre chef-lieu de canton leur offre des ressources précieuses.

Le nom de Cusset vient, dit-on, de *Cussey*, qui veut dire cachée, en langue celtique : — La ville est, en effet, comme nichée entre trois collines, dans un vallon arrosé par deux ruisseaux, le Jolan et le Sichon, qui unissent leurs eaux au-dessous de la ville.

En entrant, on aperçoit une vieille tour sombre et farouche, vestige de construction féodale, qui sert de prison. A gauche, on trouve l'établissement Sainte-Marie, alimenté par les deux riches sources d'eau minérale dont nous parlons plus loin et enfin la cité, dont les rues pittoresques conservent de nombreuses traces d'architecture ancienne.

La place sur laquelle s'élève l'église, qui a été reconstruite dans le style de transition du roman au style ogival, est bordée par le palais de justice et par quelques maisons, dont quelques-unes datent du XVᵉ siècle. Dans l'une d'elles, de construction assez singulière, aurait eu lieu, en 1440, la réconciliation qui suivit la guerre de la Praguerie, entre Charles VII et le Dauphin, qui fut depuis Louis XI.

Dans la maison Lebours, existe une vaste cheminée, dont les piliers sculptés supportent un manteau orné d'anges nus à mi-corps et d'élégants rinceaux.

La porte de la maison Jourde, très-curieuse également, est accotée d'élégants pilastres et surmontée d'un imposte représentant la vierge et l'enfant Jésus.

— Mais le véritable attrait de Cusset, surtout au point de vue particulier qui nous occupe, c'est sans contredit *l'établissement thermal Sainte-Marie*, qui s'élève à l'entrée de la ville : La façade principale est flanquée de deux tourelles en briques, aux toits aigus qui en font ressortir la porte et les deux fenêtres Renaissance, surmontées d'une horloge accotée de deux petits génies. A droite et à gauche du salon d'attente se développent les ailes, où aboutissent deux couloirs conduisant aux cabinets de bains, dont le nombre récemment augmenté, s'élève aujourd'hui à cinquante.

Il y a, en outre, des salles d'hydrothérapie, qui sont irréprochablement installées. On y prend des douches de toute espèce. Une élégante tour en charpente, reliée aux Thermes, contient les réservoirs, les pompes, etc.

Une mention spéciale doit être faite de la piscine à eau courante, où viennent s'ébattre de nombreux baigneurs.

Indépendamment de ses malades spéciaux, Cusset reçoit chaque jour de Vichy beaucoup de malades venant y prendre des bains aussi prolongés qu'ils le désirent. L'administration a dû, par suite, établir un service d'omnibus-tramways qui est extrêmement actif pendant toute la saison.

LES SOURCES

DE VICHY-CUSSET

Les eaux de Vichy-Cusset viennent au premier rang des eaux bicarbonatées sodiques, par la richesse de leur minéralisation, leur abondance et leur valeur thérapeutique.

***

D'après Bouquet, les sources ont leur point de départ au-dessous des terrains lacustres et sont réellement de formation géologique, comme les roches cristallisées auxquelles elles sont subordonnées. C'est à peine si elles se chargent des principes contenus dans les argiles ou les calcaires supérieurs ; elles forment, au contraire, au milieu de ces roches, des dépôts concrétionnés et s'isolent ainsi par un canal à parois solides, empruntées à leur propre substance. Quant à la petite quantité de carbonate et de sulfate de chaux qu'elles ont prise, lors de leur passage dans les couches calcaires, elles ne tardent pas à l'abandonner aussitôt après leur jaillissement, soit dans les tuyaux de conduite, soit dans les bassins de réception. Les concrétions spontanées, signalées tout à l'heure, forment de véritables cheminées autour des canaux naturels d'ascension, qui finiraient par s'obstruer complétement, si, de temps à autre, on ne prenait pas le soin de les dégager.

*
* *

Vichy repose sur une immense nappe souterraine d'eaux minérales, et il serait très-facile de forer de nouveaux puits. Chaque particulier aurait le sien, si l'Etat n'avait pas fixé un périmètre de protection pour mettre à tout jamais l'intégrité des sources actuellement exploitées, *à l'abri des tentatives de détournement ou d'altération.*

*
* *

Les sources du bassin de Vichy appartiennent en grande partie à l'Etat ; quelques-unes seulement sont des propriétés privées.

Les unes sont chaudes, les autres froides ; les sources thermales jaillissent naturellement des entrailles de la terre et sont situées à de grandes profondeurs.

Les sources athermales, encore appelées

artificielles, n'ont jailli qu'à la suite d'un forage.

***

L'observation tend à prouver que la température des sources tient à leur plus ou moins de profondeur : une source sera d'autant plus chaude qu'elle sera plus profonde. Les puits artésiens sont les moyens par lesquels on a pénétré le plus avant dans l'intérieur de la terre, et voici les résultats que l'on a obtenus.

Le puits de Grenelle à Paris est profond de 547 mètres et possède une température de 27° 7.

Le puits de Mondorff, dans le Luxembourg, atteint 671 mètres ; sa température est de près de 33°.

Celui de Neusalz-Werk, près de Minden, est de 696 mètres et fournit de l'eau à une température de 33°6.

Le puits le plus profond est celui de Saint-Louis, dans l'Amérique du Nord : il mesure 1,125 mètres. L'eau a 41° 1 de température.

La progression, comme on le voit, est bien nette, bien constante, et il ne faut pas chercher ailleurs que dans des différences de profondeur, l'explication des différences de température des sources de Vichy.

En poussant plus loin les analogies, on pourrait presque, d'après ces données, établir la profondeur des sources, suivant leur température. C'est ainsi qu'en tenant compte de ce qui précède, nous pourrions conclure que la source de la *Grande-Grille* doit avoir à parcourir un trajet ascendant de 1,100 à 1,200 mètres, avant d'arriver à la surface du sol.

Ce trajet doit être même plus considérable, attendu que, selon toute probabilité, la cheminée ascensionnelle des sources naturelles décrit de nombreuses sinuosités.

Je laisse à ceux qui voudront faire des calculs le soin d'évaluer ainsi la profondeur de chaque source.

*
* *

Voici les noms des sources de Vichy :

SOURCES DE L'ÉTAT

Température

44°7	Source Chomel............	Sources thermales.
41°8	Grande–Grille.............	
30°8	Hôpital...................	
29°2	Source Lucas.............	
22°5	Puits Brosson ou du Parc....	Sources athermales.
14°2	Célestins (3 sources)........	
14°5	Hauterive.................	
16°8	Mesdames.................	

SOURCES DES PARTICULIERS

Température			
23°8	Lardy		
15°	Source Larbaud aîné........		
27°8	Vesse.		Ces eaux
23°	Prunelle		
15°	Dubois.................		sont froides
16°	Sainte-Marie........		
16°	Sainte-Elisabeth...	à	
12°	Tracy..........	Cusset	
12°2	Saint-Jean		
15°	Larbaud (2 sources)		
12°8	Mallat..........	à	
13°	Guerrier........	St-Yorre	
11°	Forissier........		

On trouvera dans les deux tableaux qui suivent, des indications très-exactes sur la constitution intime des principales sources que nous venons d'énumérer. (1)

---

(1) J'apprends au dernier moment que M. Charnaux a découvert une source d'*origine gallo-romaine* (?)... — J'ai en vain cherché à me procurer des renseignements précis à ce sujet. Je me vois donc obligé de passer outre.

TABLEAU comprenant les quantités des divers composés salins, hypothétiquement attribués à un litre de chacune des eaux minérales du bassin de Vichy (BOUQUET Compositions chimiques des eaux de Vichy).

DÉSIGNATION DES LOCALITÉS — DÉNOMINATION DES SOURCES	VICHY									VESSE	HAUTE-RIVE	SAINT-YORRE	CUSSET			
	Grande-Grille	Puits-Chomel	Puits-Carré	Lucas	Hôpital	Célestins	Nouvelle source des Célestins	Puits-Brosson	Puits de l'Enclos des Célestins	Puits de Vesse	Puits d'Hauterive	Puits Saint-Yorre	Puits de Mesdames	Abattoir ou Saint-Jean	Sainte-Marie	Elisabeth
Acide carbonique libre	0.908	0.768	0.876	1.781	1.067	1.040	1.299	1.555	1.750	1.968	2.188	1.333	1.908	1.405	1.642	1.770
Bicarbonate de soude	4.888	5.091	4.893	5.004	5.029	5.103	4.101	4.857	4.910	3.537	4.687	4.881	4.016	5.130	4.733	4.837
— de potasse	0.352	0.371	0.378	0.282	0.440	0.315	0.231	0.292	0.527	0.222	0.189	0.233	0.289	0.274	0.262	0.258
— de magnésie	0.303	0.338	0.335	0.275	0.200	0.328	0.554	0.213	0.238	0.382	0.501	0.479	0.425	0.532	0.463	0.460
— de strontiane	0.003	0.003	0.003	0.005	0.005	0.005	0.005	0.005	0.005	0.005	0.003	0.005	0.003	0.005	0.003	0.003
— de chaux	0.434	0.427	0.421	0.545	0.570	0.462	0.699	0.614	0.710	0.601	0.432	0.514	0.504	0.725	0.692	0.707
— de protox. de fer	0.004	0.004	0.004	0.004	0.004	0.004	0.004	0.004	0.004	0.004	0.017	0.010	0.026	0.040	0.053	0.022
— de protox. de mang	traces	traces	traces	traces	traces	traces	traces	traces	traces	traces	traces	trace	traces	traces	traces	trace
Sulfate de soude	0.291	0.291	0.291	0.291	0.291	0.291	0.314	0.314	0.314	0.243	0.291	0.271	0.250	0.291	0.340	0.340
Phosphate de soude	0.130	0.070	0.028	0.070	0.046	0.091	traces	0.140	0.081	0.162	0.046	traces	traces	traces	traces	traces
Arséniate de soude	0.002	0.002	0.002	0.002	0.002	0.002	0.003	0.002	0.003	0.002	0.002	0.002	0.003	0.003	0.003	0.003
Borate de soude	traces	traces	traces	traces	traces	traces	traces	traces	traces	traces	traces	traces	traces	traces	traces	traces
Chlorure de sodium	0.534	0.534	0.534	0.518	0.518	0.534	0.550	0.550	0.534	0.508	0.508	0.518	0.355	0.534	0.453	0.468
Silice	0.070	0.070	0.068	0.050	0.050	0.050	0.060	0.065	0.041	0.065	0.041	0.005	0.032	0.082	0.025	0.034
Matière organ. bitumin.	traces	traces	traces	traces	traces	traces	traces	traces	0.055	0.055	traces	0.055	traces	traces	traces	traces
Totaux	7.914	7.959	7.883	8.797	8.222	8.244	7.865	8.601	9.165	7.755	8.956	8.298	7.811	8.971	8.669	8.897

TABLEAU *comprenant les proportions des divers principes, acides et basiques, contenues dans un litre de chacune des eaux minérales du bassin de Vichy.*

DÉSIGNATION DES LOCALITÉS / DÉNOMINATION DES SOURCES	VICHY									VESSE	HAUTE-RIVE	SAINT-YORRE	CUSSET			
	Grande-Grille	Puits Chomel	Puits Carré	Lucas	Hôpital	Célestins	Nouvelle source des Célestins	Puits Bresson	Puits de l'Enclos des Célestins	Puits de Vesse	Puits d'Hauterive	Source de Saint-Yorre	Puits de Mesdames	Abattoir ou Saint-Jean	Sainte-Marie	Elisabeth
Acide carbonique.....	4.418	4.429	4.418	5.848	4.719	4.705	4.647	5.071	5.409	4.831	5.640	4.957	5.029	5.376	5.329	5.489
— sulfurique.....	0.164	0.164	0.164	0.164	0.164	0.164	0.177	0.177	0.177	0.187	0.164	0.153	0.141	0.164	0.192	0.192
— phosphorique...	0.070	0.038	0.015	0.038	0.025	0.050	traces	0.076	0.044	0.088	0.025	traces	traces	traces	traces	traces
— arsenique......	0.001	0.001	0.001	0.001	0.001	0.001	0.002	0.001	0.002	0.001	0.001	0.001	0.002	0.002	0.002	0.002
— borique.......	traces	traces	traces	traces	traces	traces	traces	traces	traces	traces	traces	traces	traces	traces	traces	traces
— chlorhydrique..	0.334	0.334	0.334	0.324	0.334	0.334	0.344	0.344	0.334	0.318	0.334	0.324	0.322	0.334	0.283	0.293
Silice..............	0.070	0.070	0.068	0.050	0.050	0.060	0.065	0.055	0.065	0.041	0.071	0.052	0.032	0.032	0.025	0.004
Protoxyde de fer.. ...	0.002	0.002	0.002	0.002	0.002	0.002	0.030	0.002	0.013	0.002	0.008	0.005	0.012	0.018	0.024	0.010
Protoxyde de mangan.	traces	traces	traces	traces	traces	traces	traces	traces	traces	traces	traces	traces	traces	traces	traces	traces
Chaux..............	0.169	0.166	0.164	0.212	0.222	0.180	0.272	0.239	0.276	0.265	0.168	0.200	0.235	0.282	0.257	0.275
Strontiane..........	0.002	0.002	0.002	0.003	0.003	0.003	0.003	0.003	0.003	0.003	0.002	0.003	0.002	0.003	0.002	0.002
Magnésie..........	0.097	0.108	0.107	0.088	0.064	0.105	0.177	0.068	0.076	0.122	0.160	0.153	0.136	0.170	0.148	0.147
Potasse............	0.182	0.192	0.196	0.146	0.228	0.163	0.120	0.051	0.273	0.115	0.098	0.121	0.098	0.142	0.133	0.131
Soude..............	2.488	2.536	2.445	2.501	2.500	2.560	2.134	2.500	2.486	1.913	2.368	2.409	1.957	2.531	2.344	2.397
Matière bitumineuse..	traces	traces	traces	traces	traces	traces	traces	traces	traces	traces	traces	traces	traces	traces	traces	traces
Totaux	7.997	8.042	7.516	8.887	8.302	8.327	7.951	8.687	9.428	7.835	9.039	8.378	7.866	9.054	8.739	8.972

M. Lecomte a constaté la présence de l'iode dans l'eau concentrée de Vichy.

M. de Gouvenain (*Recherches sur la composition chimique des eaux thermo-minérales de Vichy*, 1873) y a découvert le brome, non soupçonné jusqu'à ce jour, le fluor, les acides phosphorique, azotique, le plomb, le cuivre lui-même. Les analyses lui ont fait déceler dans les dépôts calcaires qui incrustent la vasque de la Grande-Grille, le fer, le manganèse, le zinc, l'alumine, le cobalt.

La méthode spectrale a révélé à M. L. Grandeau et à tous ceux qui sont venus après lui, les raies caractéristiques du lithium, du cœsium, du rhubidium (1).

#*
# #

Voilà bien des corps, et il est probable qu'il en reste encore d'autres à découvrir. L'esprit reste confondu en présence d'une semblable minéralisation : elle met à néant les préventions de ceux qui ne voient dans nos sources qu'une solution de bicarbonate de soude. Comment expliquer après cela les effets des eaux, d'après leur composition ?

D'après la thèse de M. Mallat, pharmacien à Vichy, la nouvelle source des Célestins contiendrait o gr. o16 de lithine, la Grande-Grille o gr. oo24 et Lardy o gr. oo3.

Ce n'est pas tout encore ; l'électricité joue certainement un rôle dans la cure alcaline. Il est admis, depuis quelques années, que tout courant d'eau donne naissance à de l'électricité ; on a même essayé de l'utiliser au point de vue de la transmission télégraphique. En outre, les dissolutions chimiques qui se font dans le sol doivent aussi engendrer de l'électricité. Comment agit-elle ?

Nous l'ignorons encore, mais son intervention ne saurait être indifférente.

Heureusement que l'expérience des siècles est aujourd'hui acquise à la pratique thermale et elle prouve une fois de plus que si les théories passent, que si les doctrines s'effondrent, les faits, eux, restent et ne sauraient être mis en doute.

Un mot maintenant sur chaque source.

SOURCES DU BASSIN DE VICHY

SOURCE CHOMEL

La plus chaude et la moins active des eaux
de Vichy. Cette source, située dans l'établissement des bains de première classe, est
aujourd'hui confondue avec le *Puits-Carré*,
dont elle n'est qu'une dérivation. L'énorme
quantité d'eau qu'elle fournit (plus de 200,000
litres par jour) sert, en grande partie, à alimenter les baignoires. Sa buvette est surtout
fréquentée par les personnes douées d'une
certaine susceptibilité des organes respiratoires, par celles qui, atteintes d'une bronchite
passagère, ne veulent pas interrompre leur
traitement.

La source *Chomel* peut être utilisée au
début du traitement, au commencement et à
la fin de la saison surtout, alors que la température extérieure est peu élevée et ne comporte guère l'ingestion d'une eau froide ;

mais c'est à tort qu'on lui attribue des propriétés vraiment curatives dans les maux de gorge, les angines simples, le catarrhe pulmonaire, etc.

Ce serait se leurrer d'un vain espoir que d'accorder à cette source une confiance qu'elle ne mérite pas : on ne vient pas, du reste, à Vichy pour cet objet, et nos eaux ont assez de propriétés pour que nous n'admettions pas à la légère celles qu'elles ne possèdent pas.

* *

La source *Chomel* a une légère odeur sulfureuse ; c'est sans doute à ce fait qu'elle doit sa réputation. Les personnes qui seraient incommodées par l'odeur du principe sulfureux, n'ont qu'à agiter leur verre avant de l'absorber, pour chasser la plus grande partie du gaz en dissolution. C'est au-dessus de l'émergence de cette source que l'on recueille le gaz carbonique, utilisé de diverses manières, comme nous l'indiquerons plus loin.

* *

Nous ne saurions trop recommander aux malades de ne séjourner dans la galerie centrale de la source, que le temps strictement nécessaire : l'atmosphère y est chargée de poussières et il existe des courants d'air encore plus nuisibles aux bronches que la source *Chomel* ne leur est utile.

GRANDE-GRILLE

Cette source est la plus suivie de toutes les sources de Vichy. Au fort de la saison, en juillet, on ne peut s'en approcher qu'avec difficulté ; on se dédommage de l'attente, en cherchant à lire sur les traits des voisins le diagnostic de leur maladie. On retrouve en effet, autour du bassin où jaillit l'eau de la *Grande-Grille,* un certain nombre de ceux qui ont été victimes d'un séjour trop prolongé dans les climats chauds ou qui ont vécu dans des pays insalubres. De tous les points de l'univers, les malades qui sont atteints du côté du foie ou de la rate, se donnent rendez-vous dans l'angle nord-est du grand établissement, et chaque année, des cures aussi étonnantes que rapides viennent justifier cet empressement.

* * *

L'eau de la *Grande-Grille* a 41° 8 de température ; elle émerge directement des entrailles de la terre. Elle peut être considérée comme le type principal des eaux de Vichy ;

elle contient 8,914 de composés salins, et le bicarbonate de soude est représenté par 4,883 dans ce chiffre. Son rendement est de plus de 80,000 litres par 24 heures.

Indépendamment de l'émergence extérieure, il existe dans le sous-sol un second régime qui fournit aux bains de l'établissement et à l'exportation.

** *

L'eau de la *Grande-Grille* perd beaucoup à être transportée ; c'est sur place qu'il faut la boire. Il en est de même de toutes les sources chaudes. Les sources froides valent infiniment mieux comme eaux de table ; ce sont les seules que nous ordonnons à distance.

* * *

Il importe ici de combattre le préjugé qui veut que chaque source ait une individualité propre, des propriétés particulières.

Je veux bien attribuer à autre chose qu'à la routine, l'habitude que l'on a de renvoyer les affections du foie et de la rate à la *Grande-Grille,* celles du tube digestif à l'*Hôpital,* celles des voies urinaires aux *Célestins ;* mais il n'en reste pas moins vrai que toutes les sources ont de grandes analogies de composition.

L'important est que le malade arrive rapidement et sans secousse à la tolérance, et on obtient ce résultat par des moyens qui varient suivant l'idiosyncrasie et le tempérament des malades. Les uns ne supportent pas l'eau chaude, les autres la digèrent mieux que l'eau froide ; quelques tâtonnements peuvent devenir indispensables, et ils sont infiniment préférables à une systématisation absolue, fort mauvaise en médecine, aussi bien qu'en tout autre chose.

*
* *

Certaines personnes se plaignent parfois, après l'ingestion des premiers verres d'eau de la *Grande-Grille,* de vertiges, d'étourdissements. Le plus souvent, l'intempérance est le point de départ de ces phénomènes ; mais dans certains cas cependant, ils se produisent malgré la plus grande réserve. Le fait a été observé nombre de fois, et il n'a pas encore reçu d'explication suffisante.

Je serais porté à attribuer cette sensation d'ivresse à l'action du gaz carbonique et surtout à la rapidité avec laquelle l'eau passe dans le torrent circulatoire. La température

4

favorise évidemment l'absorption. Il en résulte une tension vasculaire assez prompte pour amener une sorte de congestion cérébrale momentanée. Il suffit de sortir au grand air pour qu'elle se dissipe. Pour en éviter le retour, il ne faudra boire l'eau qu'avec lenteur et se contenter de petites doses, au début du traitement, pour tâter le terrain.

Il sera bon de commencer par cinquante à soixante grammes, pour arriver insensiblement à la dose maximum : il est rare que quatre verres de 200 grammes (c'est le verre-étalon adopté par la Société d'hydrologie) ne suffisent pas pour obtenir les effets thérapeutiques les plus complets.

Les excès n'auraient d'autres résultats que de fatiguer le rein en pure perte, attendu qu'à un certain degré de saturation du sang par les alcalins, l'absorption n'a plus lieu. L'expérience de laboratoire avec des solutions de densité différente, ne laisse aucun doute à ce sujet.

Mais ce ne sont pas seulement les voies naturelles d'élimination des substances minérales qui sont impressionnées par l'abus des eaux, les voies digestives elles-mêmes, le système nerveux en sont affectés ; les symptômes

morbides peuvent se réveiller avec une nouvelle acuité.

Toutes les donneuses d'eau vendent des
verres gradués qui permettent d'évaluer d'une
façon très précise, la quantité d'eau minérale
à ingérer.

Inutile d'ajouter qu'il faut attendre qu'un
verre soit digéré, avant d'en prendre un autre.

La vue des espèces de casserolles, incrustées
de sels et munies d'un manche, avec lesquelles
on sert l'eau minérale à la *Grande-Grille,*
à *Mesdames* et à l'*Hôpital,* produit l'impression de quelque chose de malpropre. Il n'en
est rien, sans doute ; mais c'est déjà trop que
le dégoût et la nausée puissent venir sur les
lèvres des malades. Ils ont besoin, au contraire, d'être encouragés pour absorber le
breuvage alcalin qui est vivifiant, je l'avoue,
mais qui n'a rien de savoureux.

On devrait modifier cet état de choses et
recouvrir les sources hermétiquement, de
façon à empêcher la déperdition du gaz et sa
diffusion dans les galeries, ce qui les rend
malsaines et empoisonne les donneuses d'eau.
Des robinets adaptés avec soin faciliteraient
le service et empêcheraient les personnes
chargées du service de se mouiller. C'est là

une question d'humanité que je signale à la
sollicitude de M. le commissaire du Gouver-
nement, qui est toujours à l'affut des progrès
à réaliser.

HOPITAL

Cette source, qui est chaude, doit son nom
à la situation qu'elle occupe en face de l'hôpital civil. Sa température ordinaire oscille
entre 30° et 31° centigrades ; elle renferme
5,029 de bicarbonate de soude et donne en
moyenne 60,000 litres d'eau par 24 heures.
La température de la source est sujette à des
variations, après les pluies surtout ; tout le
monde a pu constater un abaissement assez
notable, à la suite des travaux d'aménagement, exécutés au commencement de la saison
1875, alors que les bouillons de la source
n'étaient pas encore contenus et limités, dans
une partie du bassin. Ce fait justifie bien les
réclamations de ceux d'entre nous qui, pour
prévenir toute déperdition, réclament un
captage et un appareil de distribution hermé-
tique.

Il est regrettable de voir deux sources aussi
importantes que la *Grande-Grille* et l'*Hô-*

pital laissées à ciel ouvert ou à peu près, quand il serait si facile d'y remédier.

Les eaux alcalines, c'est vrai, sont celles où domine la plus grande force d'attraction et où le dégagement du gaz carbonique éprouve le retard le plus considérable; mais les recherches de M. H. Buignet prouvent, d'autre part, que ces mêmes eaux, exposées à l'air libre, éprouvent une perte de gaz continuelle, tant que l'acide carbonique qu'elles retiennent en dissolution n'a pas atteint l'état de raréfaction de celui qui se trouve dans l'air.

* *

La matière verte qui existe au pourtour du bassin de la source de l'*Hôpital* a paru constituée à M. Haine, par deux algues de tribu différente, auxquelles il a donné le nom d'*Ulothri Vichyensis* et *de navicula Vichyensis*.

Pour M. Jourdan, cette matière verte serait uniquement constituée par le *Proto derma thermale*, et cette algue se rencontrerait dans les meilleures conditions de vie possible dans le bassin de la source *Rosalie*, puisque la température de 31° centigrades de l'eau, à quelques fractions près, est exactement la température moyenne dans laquelle les plantes thermales de ce type doivent le plus abondamment se produire et se développer.

La coupole qui surmonte la source seconderait la croissance de cette algue; elle deviendrait sa complice en lui distribuant une lumière diffuse, de moyenne intensité, très-favorable à sa vie organique.

***

L'eau de l'*Hôpital*, comme celles des autres sources de Vichy, doit certainement quelques-unes de ses propriétés aux matières organiques qui s'y trouvent à l'état de dissolution. Elles échappent à l'analyse, mais leur présence et leur rôle ne saurait être mis en doute; c'est à elles qu'il faut attribuer l'action bienfaisante de l'eau de l'*Hôpital* en bains. C'est avec raison que les dames recherchent les bains de piscine de la place Rosalie.

La nouvelle installation, plus confortable et plus digne de nos thermes que l'ancienne, permettra de recevoir un plus grand nombre de malades.

***

L'eau de l'*Hôpital* est mal digérée par un certain nombre de malades: cela tient probablement à la présence des substances organiques dont nous venons de parler. Si ces phénomènes persistaient, le changement de source deviendrait nécessaire.

Les troubles de la digestion stomacale ou intestinale attirent un grand nombre de malades à Vichy : ces mêmes affections font l'objet des applications les plus usuelles de l'eau de l'*Hôpital*.

Toutes les affections de l'estomac, nous y insistons ailleurs, ne sont pas également modifiées par l'eau de l'*Hôpital* : c'est ainsi que certaines dyspepsies d'origine nerveuse ou liées à l'anémie, veulent être traitées avec beaucoup de ménagements et réclament de préférence l'emploi des sources *Lardy*, *Mesdames*, *Sainte-Marie*, etc.

On a même vu dans certains cas la susceptibilité de l'estomac être exaspérée, chez des jeunes filles chlorotiques, par l'usage des eaux alcalines.

Les gastralgies que l'on observe parfois à l'époque de la puberté rentrent dans ce cas et exigent une grande prudence.

Nous recommanderons la même réserve; nous prononcerons la même exclusion pour la dyspepsie des... buveurs! Il y aurait un inconvénient sérieux à exciter trop vivement chez eux les glandes à pepsine de l'estomac : on hâterait ainsi leur désorganisation qui devient très-manifeste, à partir de quarante à cinquante ans.

* *

L'eau de l'*Hôpital*, comme celle de la *Grande-Grille*, veut être bue sur place : les sources chaudes, en perdant leur thermalité par le transport, perdent en même temps *une partie de leurs propriétés*.

C'est si vrai, qu'à distance elles deviennent à peu près *inermes*.

L'observation est palpable surtout pour la *Grande-Grille*.

Les malades peuvent en prendre impunément à domicile, tandis que sur place, deux verres suffisent pour produire un travail très-appréciable, dans le foie et le tube digestif.

* *

L'hôpital civil de Vichy, qui va être reconstruit dans des proportions grandioses, reçoit un grand nombre de malades indigents, du 15 mai au 30 septembre, moyennant une rétribution de 1 fr. 50 par journée de présence.

J'indique à la fin du volume les conditions d'admission.

SOURCE LUCAS

Elle est située en face de l'hôpital militaire, sous un élégant pavillon, rarement visité des malades. Elle possède, en effet, une mauvaise réputation : on la désignait jadis — probablement à cause de son goût sulfureux très-prononcé — sous le nom de *source des galeux*. Ce préjugé a survécu et s'est transmis d'âge en âge, de saison en saison, et les médecins eux-mêmes ont dû renoncer à y adresser leurs clients. Sa buvette est donc délaissée, et les 86,000 litres de son rendement quotidien alimentent presque exclusivement les baignoires de l'hôpital militaire.

On ne lui assigne pas d'indications précises. Sa température intermédiaire devrait cependant la rendre précieuse dans tous les cas où l'eau chaude et l'eau froide sont également mal supportées.

SOURCE DU PARC

Située à l'entrée de la rue Prunelle, sous les ombrages du vieux Parc, au centre du beau Vichy, cette source, malgré la coquetterie de son aménagement, malgré des propriétés thérapeutiques qui devraient la faire rechercher, est à peu près délaissée comme la précédente.

**

Moins froide que les *Célestins* et peu active, l'eau de la source du *Parc* se digère avec la plus grande facilité. Elle convient parfaitement au début du traitement alcalin ; elle remplace avantageusement la source de l'*Hôpital* chaque fois qu'il s'agit de combattre des troubles gastriques de peu d'importance, de stimuler légèrement les fonctions de l'estomac. Je la recommande, de préférence aux *Célestins*, dans la plupart des cas de gravelle urique, de cystite, où il importe de dépasser les doses habituelles, sans amener de recrudescence, sans produire une excitation trop vive des voies urinaires.

**

On devra en faire usage chaque fois que l'eau des *Célestins* sera mal supportée ou qu'elle aura occasionné des accidents inflammatoires.

Il serait à désirer qu'on en généralisa l'emploi chez les goutteux qui redoutent une crise ou qui en ont eu une récemment, chez ceux qui souffrent depuis longtemps et qui sont arrivés à un certain degré d'émaciation et de faiblesse.

On préviendrait de la sorte les inconvénients d'un traitement plus actif.

LES CÉLESTINS

Trois sources à peu près semblables quant à leur composition et leur température, se disputent les faveurs du public. La nouvelle source ou source de la *Mine*, qui est protégée par un abri en verre et en fonte fort élégant, est la plus fréquentée. Elle a été découverte le 29 mai 1870 et donne 22,500 litres par 24 heures. Sa température est de 13 degrés centigrades.

L'ancienne source ou source du *Rocher*, n'a qu'un rendement tout à fait insuffisant. Il est probable que ses deux voisines se sont enrichies à son détriment.

La buvette de la troisième source, celle de la *Grotte*, est située sous le fameux rocher des Célestins, qui offre un sujet d'étude très-intéressant aux chercheurs de mondes évanouis. Elle est peu fréquentée malgré tout ce que l'administration a fait pour allécher les malades.

*
* *

La nouvelle source, la plus suivie, contient 4,705 d'acide carbonique pour 8,317 de principes acides et basiques, par litre d'eau. Elle est très-agréable à boire. Sa basse température rend la présence de l'acide carbonique très-sensible; ce gaz donne à l'eau des *Célestins* un petit goût piquant qui fait rêver champagne. — Les bulles du gaz paraissent s'attacher aux parois du récipient et elles crépitent facilement à la surface lorsqu'on l'agite. Aussi recommandons-nous aux personnes qui emportent de l'eau dans un verre à une certaine distance de la source, d'avoir soin de le renverser préalablement sur une assiette, afin de prévenir toute déperdition.

Je ne sais ce qui se passe à cette source depuis quelque temps; mais elle parait modifiée, moins gazeuse et plus diluée, chaque fois qu'il y a des pluies abondantes.

Faut-il croire à des filtrations? Je n'en sais rien; mais on pourrait du moins ne pas puiser à la source pour l'embouteillage, au moment où les buveurs affluent. Le gaz est ainsi absorbé au registre inférieur et ne se retrouve plus dans les verres.

D'autre part, il est probable que l'installation de toute une série de robinets, qui a été faite, pour permettre de servir plus vite les malades, n'est pas étrangère non plus au changement dont nos clients se plaignent.

**

L'eau des Célestins est surtout indiquée dans la gravelle urique, la goutte, le diabète et l'albuminurie.

Nous recommandons tout particulièrement la modération et la réserve, dans tous les cas où l'eau des Célestins trouve son application.

On a dit avec raison que ce qui rend surtout les eaux de Vichy redoutables, quand on en abuse, c'est que leurs mauvais effets éclatent seulement quelque temps après le traitement: ce fait est encore plus vrai peut-être pour les *Célestins* que pour les autres sources.

**

L'éloignement des *Célestins* est une circonstance très-favorable au traitement de la plupart des malades.

Après une petite promenade, on a un double plaisir à se reposer sous les délicieux ombrages de l'enclos des Célestins. Le trajet, du reste, est fort pittoresque. L'avenue est agréablement encombrée de fraîches toilettes, de bazars et de bateleurs; on cotoie le nouveau parc, si coquet, si riant; l'Allier coule calme et grave à quelques mètres; ces frais aspects, ces horizons lointains, viennent réveiller au fond du cœur de douces et de saines émotions.

Nous ne pouvions nous empêcher de mêler notre voix au concert d'admiration de tous ceux qui ont visité les Célestins. L'affluence du public prouve surabondamment que nos éloges sont bien fondés!

HAUTERIVE

Hauterive est situé à 6 kilomètres de Vichy. C'est un but de promenade, d'excursion. La source est située dans un parc magnifique, dont un gardien complaisant se plaît à faire admirer les beautés. Un bassin fort poissonneux reçoit le trop plein de la source, dont le rendement est énorme. Cette eau sert uniquement à l'exportation. Elle a à peu près la même composition, la même température et les mêmes propriétés que l'eau des *Célestins*.

L'eau d'*Hauterive* supporte très-bien le transport et les longs voyages.

Cela tient non-seulement à sa constitution intime, mais encore à sa température.

Les sources froides, en effet, retiennent mieux le gaz carbonique que les sources chaudes, et le degré d'intégrité des eaux est dû principalement à la présence en excès de ce gaz, qui tient la totalité de leurs principes en dissolution.

* *

Etant admis que les eaux froides sont les seules qui doivent être bues à distance, on peut poser en principe et comme corollaire que des eaux comme celles d'*Hauterive* et de *Cusset* sont aptes à remplacer toutes les autres sources.

Inutile d'ajouter qu'il sera toujours préférable d'aller aux sources mêmes : rien ne saurait lutter avec elles, ni l'eau transportée, ni les sels de Vichy pour boisson, ni les dissolutions de bicarbonate de soude, ces contrefaçons infidèles et grossières qui ne remplissent nullement leur but et jettent une sorte de défaveur sur nos richesses hydriatiques.

Le rôle capital du gaz carbonique dans la composition et la conservation des eaux transportées aurait dû depuis longtemps faire utiliser ce gaz, qui s'évapore en grande quantité au-dessus des sources, pour *surcharger les bouteilles.*

Cette pratique, très-rationnelle et qui ne présente aucune difficulté d'exécution, a déjà donné d'excellents résultats dans d'autres établissements thermaux.

L'eau d'Hauterive transportée contient parfois, aussi bien que celle de Saint-Yorre, des corps en suspension, des dépôts plus ou moins considérables :

C'est le principe ferrugineux qui se précipite.

Cet état de choses diffère essentiellement de la décomposition manifeste qui se produit dans diverses bouteilles, bien que le bouchage soit irréprochable. Je serais porté à incriminer dans ce cas, les infiltrations qui succèdent aux grandes pluies. Il est certain que l'eau minérale n'est plus la même, après les orages et les ondées ; elle est beaucoup plus diluée, beaucoup plus aqueuse. Les eaux naturelles en traversant le sol doivent se charger de détritus de diverses natures, qui constituent plus tard des germes fermentescibles. L'eau mise en bouteille, dans cette période, n'offre plus alors les mêmes garanties de conservation.

SOURCE MESDAMES

La buvette de la source *Mesdames* est située dans l'angle du grand établissement opposé à la *Grande-Grille*. Elle y a été amenée par une conduite en fonte, car elle émerge directement des entrailles de la terre, à 1,500 mètres environ de Vichy, sur la route de Cusset, au-delà de l'usine à gaz. Bue à la source même, l'eau est bien plus fraîche et plus gazeuse; le gaz carbonique paraît s'attacher aux parois du verre, comme à la nouvelle source des *Célestins*. Il n'en est plus de même lorsque l'eau est prise à la buvette de l'établissement; elle s'échauffe dans son trajet et laisse dégager une partie du gaz qu'elle contient. Aussi est-elle difficilement supportée par quelques estomacs délicats.

La question de tolérance étant écartée, la source *Mesdames* s'ordonne dans les cas d'adynamie, de chlorose, d'appauvrissement général, etc. Elle convient aux tempéraments nerveux, qui ont besoin à la fois d'une médication fortifiante et sédative.

5

C'est aux principes ferrugineux contenus dans cette source qu'il faut attribuer l'heureuse influence qu'elle exerce sur les phénomènes dits d'hématose.

Aussi, après quelques jours de traitement, observe-t-on une augmentation des combustions internes, une élimination plus grande de l'urée et une élévation de la température : la circulation devient plus active, la respiration plus ample et la machine animale exécute ses fonctions avec plus d'énergie.

Ces effets remarquables n'autorisent cependant pas l'abus : le fer, comme les aliments organiques, est indispensable à l'accomplissement régulier des phénomènes de la vie ; mais si l'organisme en reçoit plus qu'il n'est nécessaire, l'action hématogène de ce métal provoque des congestions, des hémorrhagies, un sentiment de plénitude, enfin tous les symptômes de la pléthore vasculaire.

Que les intéressés ne l'oublient pas !

*
* *

Le fer, tout en étant utile et nécessaire dans la plupart des états morbides, caractérisés par une diminution du nombre des globules et par une combustion incomplète des matériaux de nutrition, ne convient cependant pas dans tous les cas où il existe de l'anémie.

***

La chlorose proprement dite, qui n'est liée à aucun état général grave, tel que la tuberculose, sera heureusement influencée par les eaux de la source *Mesdames* ou de la source *Sainte-Marie*, non moins efficace.

Il ne saurait en être de même dans les anémies qui résultent d'une alimentation insuffisante, ou d'un trouble dans les fonctions digestives, dans les anémies de convalescence, dans les anémies par empoisonnement, produites tantôt par un virus ou par des miasmes, tels que le virus syphilitique, le miasme paludéen, tantôt par des substances toxiques, telles que le plomb, le mercure, etc.

Dans ces cas, l'anémie sera traitée par une alimentation convenable, une bonne hygiène, par l'emploi de médicaments appropriés.

Les anémies diathésiques, qui sont ordinairement le premier signal d'une affection devant éclater plus tard, telles que la tuberculose et la diathèse cancéreuse, ne comportent pas non plus les eaux et les préparations ferrugineuses.

Si l'on administre du fer à un sujet anémique, présentant des symptômes de tuberculose, ce médicament *fait galoper* la maladie,
au lieu de l'enrayer. Des hémoptysies peuvent apparaître ou devenir plus fréquentes, si
elles existaient déjà.

⁎⁎

Il ne saurait y avoir d'exception que pour
la phthisie d'origine scrofuleuse, laquelle
diffère de la phthisie ordinaire par la lenteur
de sa marche et par la moindre intensité des
symptômes inflammatoires.

Les ferrugineux, dans ce cas, pourront
encore relever l'économie, au même titre que
les toniques amers et une alimentation réparatrice.

⁎⁎

Nous ne ferons que signaler ici, nous ré-
servant d'y insister plus loin, le rôle prépon-
dérant du sel arsenical contenu dans la source
Mesdames, comme modérateur de la nutrition et comme médicament d'épargne.

SOURCE LARDY

Cette source, qui a $23°8$ de température,
est située à 200 mètres de la source des

Célestins, à côté de l'établissement Lardy, dont l'installation balnéothérapique est très-propre et très confortable.

Son rendement n'est que de 7,000 litres par 24 heures.

Quelques massifs, des nappes de gazon, servent d'encadrement au pavillon rustique qui recouvre la source. De riants essaims de jeunes filles s'y transportent chaque soir, et leur présence contribue, pour une large part, à en faire un but de promenade très-attrayant.

Comme la source *Mesdames,* la source *Lardy* réussit bien dans presque tous les cas où il existe un appauvrissement plus ou moins considérable du sang, une faiblesse organique ou fonctionnelle, une hyposthénie plastique ou nerveuse.

L'action reconstituante de la source *Lardy* se traduit assez rapidement, par une suractivité de l'hématose, par une stimulation très-appréciable de la calorification et de la circulation.

Une autre action, aussi prompte dans ses effets et sûrement connexe, est celle qui s'exerce sur les fonctions digestives; l'appétit est plus prononcé, l'estomac fonctionne mieux.

Ce concert d'activité entre les fonctions de

transformation alimentaire et sanguine, a
pour résultante l'accroissement des actes moléculaires de composition et de décomposition, par lesquels s'entretient ou se régénère
la vie organique.

***

Pour être vraiment salutaire, l'eau de la
source *Lardy* veut être prise avant les repas,
à moins d'indications spéciales, bien entendu.

Certains malades, considérant cette source
comme éminemment digestive, vont y boire,
chaque soir, pour activer leur digestion. Elle
n'est pas plus digestive que les autres sources ;
mais puisqu'elle reste seule ouverte à la disposition du public, il est tout naturel qu'elle
en bénéficie.

Les personnes dont la digestion est paresseuse, qui éprouvent du ballonnement, des
aigreurs, peuvent en user tout particulièrement.

La promenade, l'exercice, agissent à leur
tour d'une façon efficace sur les phénomènes
ultérieurs de la digestion.

***

La source *Lardy* a été analysée en 1845
par O. Henry ; en 1849, par M. Lefort ; en
1852, par l'école des Mines ; ces deux analyses,

qui diffèrent sur plusieurs points, au point de
vue de la quantité des éléments minéralisateurs, montrent clairement les changements
qui s'opèrent avec le temps dans la composition des eaux minérales. Chaque âge a dû et
devra entraîner des modifications intimes :
« Admettre une complète uniformité de composition dans une eau minérale, c'est supposer une imperturbable uniformité dans la
composition des terrains, dans, le volume des
sources, et enfin, une inépuisable abondance
de ces sels dans les couches inférieures de la
terre. Jusqu'à présent, s'il n'a pas été donné à
la science de pénétrer dans ces immenses labo-
ratoires, et de voir comment se forment tous
ces produits, qui sont déversés depuis des
siècles sur le sol, cependant il est prouvé que
les eaux se minéralisent dans le sein de la
terre, à l'aide d'une forte pression, d'une
haute température et de l'électricité. Maintenant, que sous l'influence des révolutions
terrestres quelques-unes de ces conditions
viennent à changer, on comprendra très-
bien qu'elles ne peuvent pas avoir de composition stable. »

(*Journal de pharmacie et de chimie*, T. XVI)

SOURCE LARBAUD AÎNÉ .

Elle jaillit à 3 kilomètres de Vichy, au pied de la côte Saint-Amand, sur la route de Thiers, à l'extrémité d'une superbe allée de peupliers et de platanes; mais elle a été conduite à Vichy, avenue des Célestins, dans un coquet établissement, qui est, depuis peu, la propriété d'une société, ainsi que la source Lardy et l'hôtel Guilliermen.

L'eau sort à une température de 15° centigrades. Elle peut être exportée au loin sans subir d'altération appréciable.

Ses propriétés sont à peu près identiques à celles de *Saint-Yorre* et d'*Hauterive.*

SOURCE INTERMITTENTE DE VESSE

Cette source qui est très curieuse, est située sur la rive gauche de l'Allier, à une centaine de mètres de l'extrémité même du pont de Vichy,

Un tableau placé à l'intérieur du Casino et à l'entrée du Grand Etablissement, indique chaque jour l'heure de son jaillissement. L'entrée est de vingt-cinq centimes.

**

Les baigneurs se montrent toujours fort avides d'assister au réveil de la source ; elle jaillit d'abord insensiblement, puis son jet devient plus fort, enfin, elle éclate, furieuse, blanche d'écume, en gros bouillons et s'élève à flots pressés, à plusieurs mètres de hauteur. Après cet effort, elle retombe peu à peu et va finalement se cacher dans les entrailles de la terre, en attendant un nouveau réveil.

Mais ce n'est pas sans laisser dégager une grande quantité de gaz sulfhydrique ; l'air en est littéralement saturé et l'eau en conserve un goût sulfureux prononcé.

Au lieu d'attribuer à des décompositions organiques, comme l'ont fait quelques chimistes, la présence de ce gaz, il est plus rationel de la considérer comme le résultat de la réaction de l'hydrogène de l'eau sur les éléments sulfureux du mispickel, présent dans les porphyres qui entourent la source dans les profondeurs du sol.

La source intermittente de *Vesse* n'est pas utilisée.

**

Diverses opinions ont été émises pour expliquer l'intermittence des jaillissements.

La plus simple et probablement la vraie est la suivante :

L'intérieur de la terre, dans ses parties les plus élevées, est rempli de larges excavations ou réservoirs d'eau qui communiquent par des crevasses courbes, faisant l'office de siphons, avec d'autres réservoirs placés au-dessous des premiers. Les eaux, s'infiltrant à travers les terres, viennent d'abord remplir les bassins supérieurs, où, à un niveau donné, elles s'engagent dans les canaux ou siphons et se déversent dans d'autres bassins inférieurs, qui donnent lieu aux mêmes phénomènes. Tout écoulement est anéanti, lorsque les réservoirs supérieurs, par suite d'un écoulement précédent, ne contiennent pas assez de liquide pour venir gagner la partie supérieure du siphon naturel.

Il faut à peu près le même temps pour que le siphon naturel soit amorcé et c'est sur cette donnée que les propriétaires de la source de *Vesse* peuvent annoncer, à une demi-heure près, le prochain jaillissement. Ils observent la source pendant la nuit, comptent le temps qui s'est écoulé depuis la dernière irruption et *prédisent ensuite l'avenir.*

L'expansion de l'acide carbonique et de l'hydrogène sulfuré, lorsqu'elle est considérable, peut devancer l'heure du jaillissement; elle contribue, dans tous les cas, à l'entretenir et surtout à le rendre plus impétueux.

SOURCE PRUNELLE

Cette source, qui appartient à M. Larbaud, pharmacien, est située au coin de la rue Montaret et de la place Lucas, en face de l'hôpital militaire. Son existence avait été signalée depuis longtemps, et, notamment, dans un rapport officiel de feu Prunelle. Elle a été définitivement captée en novembre 1873. Sa température est de 23°. M. Larbaud espère que, convenablement aménagée, la source *Prunelle* pourra alimenter un établissement de cent à cent-vingt cabinets et augmenter de huit à neuf cents le nombre de bains disponibles chaque jour à Vichy.

Nous ne pouvons que souhaiter de voir s'effectuer bientôt cette nouvelle installation.

***

Soumise à l'analyse par M. Bouis, chef des travaux chimiques de l'Académie, l'eau de la source *Prunelle* a donné les résultats suivants.

Un litre d'eau laisse pour résidu 5 gr. 125, composé de :

Résidu insoluble.	0,030
Soude	2,606
Potasse	0,063
Chaux	0,208
Magnésie	0,025
Acide sulfurique	0,157
Acide carbonique	1,771
Chlore	0,341
Acide borique, fer	traces
	5,201

En retranchant de ce nombre 0,076, représentant l'oxygène combiné au sodium du chlorure de sodium, on retrouve 5,125, poids du résidu.

L'eau étant chargée d'acide carbonique, les bases se trouvent en dissolution à l'état de bicarbonates, et on peut représenter la composition ainsi :

Résidu insoluble	0,030
Bicarbonate de soude	5,295
— de potasse	0,121
— de chaux	0,532
— de magnésie	0,079
Sulfate de soude	0,278
Chlorure de sodium	0,561
Acide borique, fer	traces
	6,896

Cette analyse est presque identique avec celle exécutée à l'Ecole des Mines, en octobre 1874.

**

Nous ne saurions partager l'optimisme de M. Larbaud, qui espère que sa source pourra « rendre de grands services dans tous les cas où, avec une maladie du foie, de l'estomac ou des reins, il y aura des complications du côté de la peau ou des voies respiratoires. »

L'eau de la source *Prunelle*, comme celle de la source *Lucas*, sa voisine, reste, malgré l'hydrogène sulfuré qu'elle contient, une eau bicarbonatée sodique, et elle ne réussira que dans les affections cutanées qui relèvent du traitement alcalin. Ni l'une, ni l'autre, ne sont aptes à remplacer les eaux sulfureuses proprement dites.

**

Bien que les propriétés de la source *Prunelle* ne soient pas encore bien établies, nous pensons, dès à présent, qu'elle peut répondre à la plupart des indications du traitement thermal.

SOURCE DUBOIS

Cette source, dont l'exploitation n'est pas autorisée, parce qu'elle a été découverte après la loi sur le périmètre de protection, est située sur la route de Nîmes, près de Lardy.

D'après M. Baroulier, répétiteur de chimie à l'Ecole des Mines de Saint-Etienne, la roche d'où sort l'eau est un chiste argileux, calcaire, magnésien bitumeux.

Voici quels sont les éléments qu'elle contient :

COMPOSITION POUR UN LITRE D'EAU :

Acide carbonique libre........	0,953
Bicarbonate de soude..........	3,330
— de potasse........	0,235
— de magnésie.	0,155
— de strontiane	0,009
— de chaux	0,297
— de protoxyde de fer	0,003
— de manganèse.....	traces
Sulfate de potasse............	0,211
Phosphate de soude...........	0,007
Borate de soude..............	traces
Arséniate de soude...........	traces
Chlorure de sodium..........	0,425
Silice......................	0,032
Matières bitumineuses........	traces
Matières salines : Total...	5,657

Le *Puits-Dubois* se rapproche donc des autres sources de Vichy.

Le rendement de ces dernières est suffisant pour répondre à tous les besoins. Notre station repose d'ailleurs sur une immense nappe d'eau minérale et tout forage ferait probablement sourdre une nouvelle source, si, par prudence, on ne s'était pas résolu à garantir celles qui existent de tout détournement.

SOURCES SAINTE-MARIE
ET SAINTE-ELISABETH DE CUSSET

Le forage de la source *Sainte-Elisabeth* date de 1844; le puits *Sainte-Marie* fut creusé en 1849.

Ces deux sources de l'établissement de Cusset sont très richement minéralisées, et elles conservent, après un temps très long, leurs principes minéraux à l'état de dissolution parfaite. L'analyse comparative qui suit est tout à leur avantage.

TABLEAU des RÉSULTATS OBTENUS Rapportés à un litre d'Eau de chaque source	Source Ste-MARIE	Source ÉLISABETH
Température	16 degr. c.	16 degr. c.
Gaz acide carbonique........	0 gr. 610	0 gr. 280
Densité	1.006	1.0057
Résidu sec total.............	5.77	5.14
Chlorure de sodium.........	0.5t5	0 5o3
Bicarbonate de sodium.......	6.121	5.843
— de potassium....	0.258	»
— de lithium......	9.002	»
— de magnésium ..	0.16t	0.133
— de calcium......	0.353	0.365
Sesquioxyde de fer..........	0.033	0.010
— d'aluminium	0.0015	traces
Sulfate de calcium..........	0.3oo	0.294
Silice.......................	0.019	0.016
Arséniate de sodium.........	0.002	0.002
Acide phosphorique..........	traces	traces
Cuivre......................	traccs	traces
Matières organiques.........	traces	traces

Les éléments régénérateurs contenus dans la source *Sainte-Marie* la rendent très efficace dans l'anémie, la chlorose, l'appauvrissement du sang, le diabète, etc.

Les eaux de la source *Elisabeth* trouvent leur application dans les engorgements du foie, de la rate, la gravelle, la goutte, etc.

Transportée à distance, elles peuvent suppléer toutes les sources chaudes.

Un établissement très coquet, dont l'installation hydrothérapique surtout est irréprochable, est annexé aux deux buvettes. Des voitures confortables y conduisent les malades qui habitent Vichy ou ceux qui s'y rendent par économie.

Divers observateurs ont démontré de la façon la plus nette :

« 1º Que les eaux alcalines de Cusset aug« mentent la combustion nutritive, puis« qu'elles déterminent, dans l'urine, une « énorme augmentation de la quantité d'urée « et une grande diminution de la quantité « d'acide urique ;

« 2º Que l'usage de ces eaux ne donne pas « lieu à l'anémie ;

« 3º Que les eaux d'*Elisabeth* et de *Sainte-* « *Marie* sont favorables à l'élimination des « albuminoïdes sous forme d'urée, c'est-à- « dire à l'état de combustion la plus com« plète et après qu'il a été produit la plus « grande somme de force organique. Ces eaux « sont donc *corroborantes et non anémiantes,* « *ni déglobulisantes.* »

**

Dans son histoire chimique des eaux minérales et thermales de Vichy, Cusset, etc.,

Bouquet, un chimiste distingué, que nous citons tous, fait le plus grand éloge des sources *Sainte-Marie* et *Sainte-Elisabeth*. Ses tableaux de comparaison méritent d'être consultés ; en les citant en partie dans ce travail, je n'ai fait qu'accomplir une œuvre de justice (1).

Leur richesse en fer, en arséniate de soude, les rend extrêmement précieuses ·chez tous les sujets qui ont besoin de subir un remontement général. Elles sont beaucoup moins exposées que d'autres, que j'évite de nommer, à se précipiter, à se dépouiller de quelques-uns de leurs principes minéralisateurs et, par conséquent, conviennent spécialement pour l'emploi loin de la source. Voici d'ailleurs comment s'exprime Bouquet, p. 37 :

« De toutes les eaux minérales (Vichy, Cusset, Vesse, Hauterive et Saint-Yorre) comprises dans cette étude, celles du puits *Sainte-Marie* sont bien certainement les plus chargées de principes ferrugineux.»

D'après son tableau, *Sainte-Marie* est approximativement deux ou trois fois plus ferrugineuse que ses congénères. Prise à la buvette même, c'est-à-dire à environ 50 mètres

(1) On trouvera à la page 171 et 172 de l'ouvrage de Bouquet, les chiffres qui établissent la supériorité de ces deux sources, au point de vue de leur teneur en gaz carbonique et protoxyde de fer.

de l'établissement Sainte-Marie, cette eau est fraîche, agréable au goût et très chargée d'acide carbonique. Evidemment, même dans le parcours de quelques mètres qu'elle suit pour se rendre à son émergence artificielle, elle perd une partie du gaz carbonique libre. Telle est la loi pour toutes les sources minérales, en venant au jour. Aussi, est-il préférable de la boire à son émergence naturelle, ou après qu'elle a été mise en bouteille.

Grâce aux précautions qui sont prises et aussi à leur composition, grâce à une capsule absolument adhérente, garnie d'un vernis inaltérable, les eaux de l'établissement Sainte-Marie, même après plusieurs années, perdent à peine des traces de gaz carbonique, ce grand élément de conservation.

C'est ainsi que le chiffre du gaz s'est trouvé simplement abaissé de 5,489 à 5,053, pour la source *Elisabeth*, et de 5,329 à 5,004 pour la source *Sainte-Marie*.

On peut dire que cette déperdition est insignifiante.

Cette constatation est très importante, car, lorsque l'acide carbonique, uni aux sels en dissolution, reprend l'état gazeux, par suite d'un emballage défectueux, à la suite d'une exposition prolongée à l'air ou à la lumière, etc., les carbonates terreux se précipitent, entraînant avec eux des proportions diverses de silice, d'acide phosphorique, sulfurique, etc.

Quelque chose d'analogue se produit encore, lorsque la source étant mal captée, des matières organiques, des débris moléculaires de diverse nature viennent apporter des germes de décomposition.

L'altération peut porter, en somme, sur tous les principes minéralisateurs, et il est de la plus haute importance, par conséquent, de ne recourir qu'aux eaux minérales qui offrent des conditions irréprochables d'intégrité et supportent parfaitement le transport.

Pour plus de détails, je renvoie mes lecteurs aux remarquables notices du docteur Coignard, qui ont été publiées dans le *Journal de Thérapeutique*, et dont je fais le plus grand cas. Il a étudié avec beaucoup de soin les sources de Cusset et sa pratique personnelle confirme largement ce qui précède.

SOURCE TRACY

Cette source est située sur le cours Tracy, à quelques pas de l'Etablissement thermal Sainte-Marie.

Sa température ne dépasse guère 12° et cette circonstance lui permet de conserver la plus grande partie du gaz carbonique dont elle est saturée.

Elle est très limpide ; sa saveur est fraîche et des plus agréable ; légèrement piquante et un peu ferrugineuse, elle est le type le plus parfait des Eaux minérales convenant à table.

Voici sa composition, d'après M. Ossian Henry :

POUR 1,000 GRAMMES (UN LITRE) :

Acide carbonique libre........	1,048
Bicarbonate de soude anhydre.	5,120
— de chaux	0,380
— de magnésie......	0,220
— de lithine........	
— de fer..........	traces
— de magnésie	
— de potasse........	Indices
Sulfate de soude anhydre... .	0,903
— de chaux.............	0,021
Chlorure de sodium.....	0,380
— de potassium........	0,020
Bromure de sodium..........	traces
Iodure —	
Silicate et nitrate alcalins......	Indices
Silice et alumine.............	0,080
Matière organique particulière inappréciée	
Substances minéralisantes.....	7,154
Eau pure.................	992,846

L'eau de cette nouvelle source a les plus grands rapports avec l'eau des sources de Vichy, quant à la composition chimique, et elle doit en représenter aussi les qualités thérapeutiques.

SOURCE SAINT-JEAN

Cette source jaillit dans la cour de l'ancien abattoir ; quelques auteurs l'ont donc désignée sous ce nom pendant un certain temps.

La température en est peu élevée ; M. Bouquet, chimiste de l'Ecole des Mines de Paris, lui a trouvé 12°2 centigrades. Les propriétés physiques de la *source Saint-Jean* sont à peu près identiques à celles de l'eau de la *source Tracy :* comme elle, fraîche, limpide, d'une saveur agréable, elle s'en distingue seulement par un goût ferrugineux beaucoup plus sensible, dû à la présence de sels de fer abondants.

Dans le tableau « Principes minéralisateurs » (page 199) de son *Histoire Chimique des Eaux minérales et thermales de Vichy-Cusset,* M. Bouquet constate encore que, de toutes les Eaux du bassin de Vichy, *les sources Tracy et Saint-Jean sont les plus chargées en acide carbonique libre.*

Les résultats de l'analyse rapportés par le calcul à un litre d'eau minérale de 1,000 grammes (un litre) sont les suivants :

Acide carbonique libre........	0, 640
Bicarbonate de soude anhydre.	2,633
— de chaux	0,158
— de magnésie......	0,045
— de strontiane ·....	traces
— de lithine.,.......	traces
— de fer et de magnésie	0,003
Sulfate de fer anhydre........	2,330
— de potasse.............	0,020
— de chaux	tr.-sens.
Chlorure de sodium...........	0,354
— de potassium........	0,011
Silicate de soude.,......... ...	0,130
Silice et alumine.............	0,060
Phosphate d'alumine........ ⎫	
— de soude......... ⎬	0,060
Matière organique azotée..... ⎭	
Iodure alcalin.............. ⎫	
Bromure alcalin .... ⎬	sensible
Eau pure..................	993,250

L'ensemble de tous ces principes doit faire considérer l'eau de *Saint-Jean* comme une eau minérale tout à fait analogue à celles de Vichy et d'Hauterive, car, quoique moins riche en bicarbonate sodique, elle renferme sans exception les mêmes principes minéralisateurs et doit jouir des mêmes propriétés médicales. (Ossian Henry).

SOURCES LARBAUD, A SAINT-YORRE

Saint-Yorre est situé à 7 kilomètres de Vichy. Deux sources de *Saint Yorre* appartiennent à M. N. Larbaud, pharmacien à Vichy.

Malheureusement, la situation éloignée de ces sources ne permet pas aux malades de venir s'y installer et de s'y soumettre régulièrement à un régime. Elles fournissent uniquement au service d'expédition de l'eau minérale.

L'une des sources est intermittente et jaillit toutes les vingt minutes.

L'autre est à jet continu, froide, alcaline et gazeuse.

Elles ont été captées sur leurs griffons en 1858.

De Saint-Yorre, et spécialement des jardins ou du bâtiment d'habitation, la vue embrasse avec ravissement toute la campagne des bords de l'Allier.

Nul doute que Saint-Yorre ne prenne une grande importance, maintenant que la ligne de chemin de fer de Vichy à Thiers est exécutée.

L'eau de *Saint-Yorre*, comme l'eau d'*Hauterive*, est d'un usage habituel pour la consommation à domicile, et on peut s'en servir dans tous les cas où l'eau de Vichy est indiquée.

SOURCE MALLAT

La source Mallat est située à Saint-Yorre, à environ 100 mètres des sources Larbaud, dans ce même champ des *Boullets*, où Ossian Henry signalait en 1854 des bouillonnements et des suintements, qui existaient d'après lui de *temps immémorial*.

Le 14 juin 1882, cette source a été captée à 18 mètres de profondeur. Elle vient jaillir à 1 mètre au dessus du sol sans intermittence.

Pendant le forage, M. Mallat, pharmacien à Vichy, a relevé la couche géologique ci-dessous :

Lettres d'ordre	DÉSIGNATION DES TERRAINS	Épaisseur	Profondeur
A	Terre arable	2.50	2.50
B	Sable fin	1.80	4.30
C	Gravier roulé de l'Allier ...	1.60	5.90
D	Gravier rouge	0.40	6.30
E	Graviers (alluvions anciennes de l'Allier)..............	3. »	9.30
F	Argile.....	0.90	10 20
G	Grès résistant	0.30	10.50
H	Marne grise feuilletée	7.50	18. »
I	Sable mélangé d'argile constituant le gisement de la nappe minérale	»	»

Le 16 novembre, le débit de cette source était de 6 m. c. par 24 heures, la température extérieure étant 9° 7 et la pression barométrique 0,733. Enfin sa densité a été trouvée égale à 1,0054, sa force alcaline équivaut à 5 gr. 615 de bi-carbonate de soude par litre.

L'analyse chimique faite immédiatement après son captage (l'analyse officielle n'est pas encore terminée), a donné les résultats suivants :

UN LITRE D'EAU CONTIENT :

Acide carbonique............	4,815
— sulfurique	0,121
— arsénique.............	0,001
— chlorhydrique	0,337
Bi-carbonate de soude	4,893
— de potasse	0,423
— de chaux	0,625
— de magnésie	0,311
— de fer	0,042
— de lithine........	0,015
— de strontiane	traces
— de manganèse....	traces
Chlorure de sodium	0,510
Arséniate de soude...........	0,0018
Silice	non dosé

Comme on le voit ; c'est toujours la même composition fondamentale ; elle ne diffère qu'au point de vue des doses.

**

Lorsque l'on examine la plupart des sources froides du bassin (Hauterive, Elisabeth, Sainte-Marie, Larbaud, Mallat), on est frappé de la similitude approximative des chiffres principaux (bi-carbonate, sulfate, chlorure). Un examen attentif des couches géologiques rend compte facilement de cette ressemblance de composition.

Je crois, d'après des observations personnelles, que toutes les eaux froides qui émergent dans les terrains d'alluvion des bords de l'Allier proviennent d'une même nappe d'eau située à des profondeurs différentes, mais se trouvant partout dans la couche de sable quartzeux mélangé d'argile, qui succède immédiatement à une couche supérieure de marne grise feuilletée.

A *Hauterive*, cette couche de sable a été trouvée avec l'eau minérale à 27 mètres de profondeur ; à *Cusset*, on a retrouvé la même couche et la même eau à 33 m. 25 pour la source *Elisabeth* et 90 m. 21 pour la source *Sainte-Marie*.

A *Saint-Yorre* la source *Larbaud* a apparu dans un terrain semblable à 8 mètres de profondeur. La source *Mallat* provient d'un sable argileux situé à 18 mètres au dessous du sol ; enfin beaucoup d'autres puits minéraux que je pourrais citer viendraient appuyer cette théorie.

On peut aussi facilement expliquer, en admettant ces idées, la présence de bouillonnements minéraux, en différents points du Bassin (Abrest, Saint-Yorre, Hauterive, etc., etc.)

Qu'il se fasse une cassure ou simplement une fissure dans la couche de marne grise feuilletée qui emprisonne l'eau minérale, celle-ci, poussée par la force ascensionnelle de son gaz, traversera cette marne et arrivera dans les terrains d'alluvion (graviers et sables), au travers desquels elle se fera facilement une voie, pour venir sourdre à la surface des terres et constituer une source naturelle. De là il est facile de conclure qu'un captage pratiqué au dessus de la marne grise ne peut, dans aucun cas, empêcher les infiltrations d'eau douce ; par contre, une source dont le tuyau ascensionnel ira jusqu'à la nappe elle même, ne risquera jamais d'être mélangée aux eaux infiltrantes.

La source *Mallat*, sur laquelle la clinique
ne tardera pas à nous fixer, paraît avoir les
plus grands rapports avec les sources trans-
portables de Vichy.

SOURCE GUERRIER

Le bassin de Vichy s'enrichit, à chaque
instant, de nouvelles découvertes, et, par suite,
de nouveaux éléments de prospérité.

La source *Guerrier*, comme les sources
Mallat et *Forissier,* a été captée en 1882.
Elle est située à environ 200 mètres de la
gare de Saint-Yorre et à 50 mètres du chemin
de fer de Vichy à Thiers.

Elle appartient à M. Guerrier, dont elle
porte le nom ; elle est intermittente et peut
fournir en 24 heures 50,000 litres d'une eau
parfaitement limpide, ayant une température
de 13 degrés.

Sa richesse minérale a été décelée par l'analyse suivante de M. Truchet, professeur de
chimie à l'académie des sciences de Clermont-
Ferrand.

SOURCE GUERRIER

Température : 13°

COMPOSITION RAPPORTÉE A UN LITRE :

Acide carbonique	4,798
— sulfurique	0,135
— silicique , ...	0,040
— phosphorique...........	traces
— arsénique.............	0,0013
Chlore...............	0,261
Potasse	0,195
Soude	2.136
Lithine...................	0,004
Chaux...................	0,288
Magnésie	0,067
Strontiane...................	traces
Protoxyde de fer	0,012
— de manganèse......	traces
Matières organiques...........	traces
Poids des combinaisons anhydres, les carbonates étant à l'état de carbonates neutres..	4,771
Acide carbonique libre........	1,420
Bicarbonate de soude	4,910
— de potasse	0,415
— de chaux	0,740
— de magnésie	0,215
— de strontiane.....	traces
— de fer	0,035
— de manganèse	traces

Sulfate de soude..............	0,240
Phosphate de soude..........	traces
Chlorure de sodium	0,414
— de lithium	0,012
Arséniate de soude............	0,002
Silice......................	0,040
Matières organiques	traces
Total, non compris l'acide car- bonique libre	7,023
Total, y compris l'acide carbo- nique libre	8,443

En somme, cette source se rapproche des précédentes.

L'avenir se chargera de se prononcer sur les indications spéciales qu'elle pourrait offrir.

SOURCE DES ANDREAUX OU SOURCE FORISSIER

Une analyse sommaire de cette source, qui appartient à M. Forissier, a donné les résultats suivants :

Acide carbonique libre	1.40
Bicarbonate de soude ....⎱	
— de potasse ....⎰	4.90
— de chaux...⋰......⎱	
— de magnésie......⎰	0.85
— de fer ....,....	0.013
Chlorure de sodium	0.38
Sulfate de potasse et chaux	0.19
— d'alumine.... ....⎱	
— de silice ....⎰	0.30
— d'arsenic.............⎰	
	8.033

Cette analyse, qui suffit cependant pour donner des notions exactes sur la source des *Andreaux*, sera bientôt suivie d'une autre beaucoup plus détaillée.

La température est de 11°. Depuis un an, l'eau sort en bouillonnant, par un tube de 11 centimètres de diamètre. Le débit n'a pas changé dans sa quantité depuis le captage ; il est continu et non pas intermittent.

Cela tient probablement à ce que cette source est située au commencement de la nappe, où ont été forés les puits voisins. La stratification calcaire est en effet dirigée en haut, vers la route et la propriété des Andreaux, avec une forte inclinaison à partir de cette source jusqu'à l'Allier.

Aussi, tandis que le puits Larbaud, par exemple, a 80 mètres de profondeur, la source des *Andreaux* est à peine à 5 mètres. Elle paraît commander les autres et on peut affirmer que son débit ne saurait être altéré par des forages inférieurs.

Ce griffon des Andreaux est connu de temps immémorial dans le pays et depuis plus de deux cents ans dans la famille.

L'eau en coulant donnait une forte teinte

de rouille aux herbes et les troupeaux venaient y boire en été.

Au moment du forage, l'eau a jailli à 12 mètres, et l'écoulement est si abondant qu'une pompe à tube d'écoulement de 12 centimètres de diamètre, manœuvrée par deux hommes, ne suffirait pas pour l'épuisement. La quantité de gaz carbonique dégagée à la base du puits, a nécessité l'emploi d'un ventilateur pour les ouvriers. L'un d'eux a failli être asphyxié.

La saveur de l'eau transportée est celle des Célestins.

Ces sources ont sans nul doute de grandes analogies.

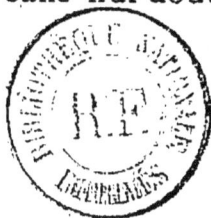

DU TRAITEMENT

QUE L'ON SUIT A VICHY

Ce traitement comprend l'ingestion des eaux de Vichy, les bains, les douches et accessoirement les diverses applications de l'acide carbonique, les inhalations d'oxygène, la pulvérisation des eaux minérales, les bains de vapeur et toutes les autres médications, que nous indiquerons plus loin, en parlant du Hammam vaporifère.

Il est tout naturel qu'un régime assorti réponde à la médication alcaline et que celle-ci ne soit pas enrayée ou détruite par l'oubli des règles les plus élémentaires de l'hygiène. Aussi, nous ne terminerons pas ce chapitre sans faire à nos lecteurs quelques sages recommandations, pour tout ce qui touche à ces deux points.

TRAITEMENT INTERNE

La médication par les eaux minérales devrait avant tout être prophylactique : c'est à tort que certaines personnes ne se décident à venir à Vichy, que lorsque toutes les ressources de la pharmacie ont été épuisées, lorsque la maladie est devenue presque incurable ou rebelle à tous les autres moyens. Il est bon de prendre les eaux, dès que la santé commence à s'altérer, avant que la maladie ne soit profondément enracinée.

Ce n'est que dans ces conditions que notre ville sera à la fois un lieu de santé et de plaisirs.

**

Tout malade venant à Vichy, fera bien de se faire délivrer par son médecin ordinaire une consultation indiquant son tempérament, ses maladies antérieures, les divers traitements mis en usage, etc., il devra remettre cette note à celui d'entre nous, dont il aura accepté la direction et *se défier de toutes les directions hasardées venues du dehors.* Tous les baigneurs ont plus ou moins leur opinion préconçue sur les eaux de Vichy, et ils tiennent à faire des adeptes. Leur but est assurément louable, mais leurs théories le sont beaucoup moins !

Nos confrères étrangers à la pratique thermale ne sauraient eux-mêmes, sans inconvénients, formuler d'avance une règle thérapeutique aux malades qu'ils envoient à Vichy.

La médication alcaline doit en effet être surbordonnée à la façon dont les eaux sont supportées et aux analyses répétées des urines. Leur intervention, quelqu'éminente qu'elle soit du reste, ne pourrait dans aucun cas, remplacer à distance la direction médicale donnée sur les lieux mêmes.

Il peut survenir à tout instant, pendant la durée d'une médication active, des transformations dans les allures de la maladie, des complications qui nécessitent soit une modification, soit une suspension du traitement. Le soin de ces changements doit donc incomber aux médecins qui exercent près de la station, et les malades ne sauraient accepter sans danger des prescriptions faites à l'avance.

*
* *

Comme nous l'avons déjà dit, comme nous le répéterons encore, c'est avec la plus grande réserve qu'il faut commencer, continuer et finir le traitement thermal. La modération est une qualité qui devient de plus en plus rare, et cependant elle est la meilleure garantie de succès.

Nous avons déjà recommandé de ne prendre tout d'abord que de faibles doses de la source choisie, et de les augmenter peu à peu, en se servant de verres gradués, pour plus de certitude.

Il ne faudra jamais, même au milieu du traitement, c'est-à-dire au moment où l'économie est le plus apte à supporter de grandes quantités de boisson, dépasser la dose d'un litre par jour. Cette dose est déjà énorme ; il ne serait même pas toujours prudent de l'atteindre.

*
* *

On prendra les eaux, le matin et le soir, en laissant un intervalle entre chaque verre, et on facilitera le travail de la digestion par une petite promenade, après chaque nouvelle ingestion du liquide.

J'ai pour habitude de ne prescrire l'eau à la plupart de mes malades que dans l'heure qui précède leurs repas. Sans cette précaution, l'estomac est excité sans aucun profit, les glandes à pepsine fonctionnent en pure perte.

Chez quelques malades, l'affluence du suc

gastrique se traduit par des tiraillements et des crampes fort pénibles. Il peut même résulter de cette excitation transitoire et sans résultat un alanguissement des fonctions gastriques, une difficulté plus grande du travail de la digestion.

On évitera tous ces inconvénients, en suivant le conseil donné plus haut. A différentes reprises, nous avons vu disparaître les douleurs gastralgiques qui accompagnent quelquefois le traitement, au début surtout, en appliquant cette simple recommandation.

**

Le traitement de Vichy, qui est surtout interne, pourrait être suivi à n'importe quel moment de l'année. L'époque la moins favorable est celle des grandes chaleurs : les eaux sont alors bien moins tolérées que par des températures moyennes ; il survient souvent de la diarrhée et les phénomènes congestifs se développent plus aisément.

Les étrangers, qui sont toujours mieux renseignés que les français eux-mêmes sur nos ressources, le savent bien et ils affluent surtout de la fin de mai à la fin de juin, et après le 15 août. Le mois de septembre est toujours très-beau à Vichy.

**

Tout état fébrile, aigu, inflammatoire, est une contre-indication du traitement thermal, qui exclut également les affections du cœur et les maladies du système nerveux.

*
* *

Au point de vue de la maladie, on devra choisir pour l'application des eaux, le moment où l'acuité des symptômes a cessé. Il est de toute nécessité que l'économie soit apte à bénéficier d'une médication, beaucoup plus active qu'on ne le croit généralement.

On évitera ainsi les résultats stériles ou nuisibles. Le traitement alcalin intervient d'abord comme régulateur des énergies fonctionnelles. Ce n'est que secondairement et dans les conditions que nous indiquerons plus tard, que s'opèrent les effets réparateurs toniques.

*
* *

La durée du traitement thermal est en moyenne de trois semaines ; mais cette époque devra être dépassée pour quelques-uns et elle ne saurait être atteinte par d'autres.

L'économie, du reste, se charge en général de prononcer : des phénomènes de courbature, de l'agitation, de l'inappétence, de la soif, annoncent en général, du vingtième au trentième jour, rarement plus tôt ou plus tard, la nécessité de suspendre le traitement ou de le terminer.

* *

Sous aucun prétexte, on ne devra cesser l'usage des eaux d'une manière brusque ; la prudence du début de la médication alcaline, devra présider à la fin de la cure. Il sera bon de ne rentrer dans la vie active que d'une manière graduelle, d'éviter les fatigues excessives, de n'accepter que peu de dîners en ville, etc., etc.

* *

Dans le cours du traitement, on devra toujours se tenir en garde contre les excitations passagères, le malaise, l'abattement, etc., car la caractéristique du traitement qui est fait dans de bonnes conditions est le défaut de phénomènes physiologiques manifestes ou appréciables. On peut poser en principe que, pour être bonne, la médication alcaline doit être essentiellement interne, paisible, sans réaction prononcée, sauf un peu de diurèse et quelques légères excitations de la peau.

Les personnes qui n'en ont pas besoin, feront bien de s'abstenir de prendre les eaux : la médication alcaline ne donne pas de bons

résultats en dehors des cas que nous indiquerons plus loin. Elle pourrait devenir nuisible
et dangereuse dans l'état d'intégrité de la
santé.

*
* *

Une grande discussion eut lieu en 1860
entre MM. Charmasson, Gerdy, Lhéritier,
Moutard-Martin, sur l'opportunité des bains
de mer, après l'emploi des eaux minérales.

Nous ne pouvons que résumer les principales conclusions de ce débat:

1° Les bains de mer ne conviennent que
rarement après une médication thermale;

2° Passer de la cure par les eaux minérales
à tout autre traitement et particulièrement à
la cure par le bain de mer, c'est s'exposer à
perdre les bénéfices obtenus ou les avantages
encore inconnus, mais possibles, du premier
traitement;

3° Toutes les fois que le traitement thermal a procuré, non pas même une guérison,
mais une simple amélioration stable, il faut
savoir s'en contenter, à moins d'indication
fondamentale ou accidentelle (autre qu'un
caprice du malade), qui vienne forcer la main
du praticien;

4° On doit considérer comme déplorable la

tendance qui fait écourter les traitements thermaux, pour essayer ensuite de compléter cette
médication insuffisante par un traitement de
bains de mer, malgré les incertitudes et les
chances fâcheuses qu'il présente en pareil cas.

**

Nous ne pensons pas, comme le croient
quelques malades, qu'une médication adju-
vante puisse entraver la cure thermale alcaline : il sera même nécessaire d'y avoir recours
dans les cas de recrudescences, de récidive,
pour combattre les aggravations morbides et
en empêcher le retour, après l'amélioration.

TRAITEMENT EXTERNE. — BAINS

Les bains occupent le second rang dans le
traitement alcalin ; ils peuvent même être
considérés comme une partie accessoire de la
cure : leur emploi n'est pas indispensable.

Près de 400 baignoires ou appareils de
douches constituent l'installation de l'établissement thermal de la Compagnie Fermière. Au
mois de juillet, le nombre des bains quotidiens
dépasse 3,000.

Les baignoires sont alimentées par les

sources de la *Grande-Grille*, du *Parc*, et la source *Chomel*.

L'eau du *Puits-Lucas* est utilisée à l'hôpital militaire, celle de l'*Hôpital* dans l'établissement de la place Rosalie.

D'autres établissements privés, ceux de *Larbaud*, de *Lardy*, de *Cusset*, le *Hammam*, reçoivent de leur côté un fort contingent de malades.

D'une façon générale, la balnéation est trop en honneur à Vichy : les bains quotidiens, prolongés, doivent en effet être considérés comme la véritable cause de l'affaiblissement qui accompagne parfois la médication alcaline.

Il convient d'en user avec énormément de circonspection et même de s'en abstenir complètement, lorsqu'il existe une disposition aux congestions du cerveau ou du poumon, lorsqu'un épanchement séreux a déjà envahi le tissu cellulaire, chez les goutteux impressionnables, ayant à redouter les manifestations de la goutte viscérale, etc., etc.

***

La grossesse ne contre-indique pas les bains alcalins d'une façon absolue : il sera bon cependant d'en surveiller l'usage, soit dans le cas de gravidité de l'utérus, soit aux deux limites de la vie fonctionnelle de cet organe, la puberté et l'âge critique.

* *

Les bains se prennent, soit dans des baignoires, soit dans des piscines. Il en existe une dans le grand établissement, une autre, place de l'Hôpital; cette dernière est très-fréquentée, malgré son exiguité, et bien que l'entassement des malades ne permette que des mouvements très-limités.

Les effets sédatifs que l'on peut obtenir par ce procédé balnéaire, dans tous les cas de névrose, d'hystéricisme, d'irritabilité de l'utérus et de ses annexes, seraient bien plus constants, si la natation était possible, ou du moins, si les malades pouvaient s'agiter de façon à développer de la chaleur (1).

La piscine est, en effet, le modificateur hydrothérapique qui soustrait le plus de calorique à l'économie et qui, par conséquent, l'expose le plus au refroidissement. (Beni-Barbe).

Cela est surtout vrai pour la piscine froide, et l'engourdissement peut être nuisible au point de provoquer des congestions internes. Bien que de pareils accidents ne soient guère à

(1) La piscine de Cusset répond à ces *desiderata*. Il est facile de s'y mouvoir en toute liberté.

craindre dans les piscines de Vichy, où l'eau possède d'ordinaire de 25° à 30° de température, j'ai cru devoir cependant signaler un danger possible, afin de garantir les baigneuses contre les inconvénients d'un séjour trop prolongé.

C'est aussi pour prévenir des accidents, et non par pénurie d'eau minérale, non-seulement que l'on mitige les bains avec de l'eau naturelle, mais encore qu'on leur assigne une durée *maximum*. Des réserves considérables d'eau minérale sont faites en temps opportun et permettent de donner constamment, même au moment de la plus grande affluence, des bains minéralisés.

En général, on reste trop longtemps au bain. Au bout de demi-heure on a obtenu, d'ordinaire, tous les effets désirables. Après quarante minutes, le bain devient fatigant et occasionne une lassitude profonde, qui s'explique par la déperdition cutanée.

* *

La meilleure température du bain est de 32 à 34 degrés centigrades. Au dessus, l'exhalation prédomine, et le but n'est plus rempli.

Bien que le rôle du tégument externe ne soit pas encore nettement établi, j'estime qu'il est impossible de nier son pouvoir absorbant.

Mais à mon avis, plusieurs bains sont nécessaires pour qu'il y ait absorption.

* *

La peau se laisse d'abord pénétrer par l'eau
et n'admet les matières que celle-ci tient en dissolution qu'avec une extrême lenteur, et en
proportions d'abord fort insignifiantes.

Il demeure acquis à la science, que les bains
médicamenteux, dans les conditions de température et de durée où on les administre,
doivent être, sous le rapport de l'absorption,
ramenés au rang des médications infinitési-
males. Quelques physiologistes ont cru pouvoir conclure à l'absorption des matières salines, à cause de ce fait, qu'après un bain
alcalin les urines deviennent alcalines; mais
c'est là un effet que produisent à peu près
constamment tous les bains, même ceux
dont la réaction est fortement acide.

(Paul Bert, *Dict. de Jaccoud*, T. I, p. 174).

* *

On ne doit jamais entrer dans les baignoires
de l'établissement, pas plus que dans aucun
autre bain, lorsque le corps est en sueur. Il
faut savoir attendre que la transpiration ait à
peu près disparue.

Si l'on éprouvait de l'engourdissement, des

troubles nerveux, de la céphalalgie, on devrait abréger la durée du bain.

A *certaines époques*, les dames doivent s'abstenir de bains.

Nous conseillerons à nos belles étrangères de mettre sur leurs cheveux un serre-tête en toile cirée. Les vapeurs du bain sont mauvaises pour la chevelure, qui perd de sa souplesse, de son brillant, de son soyeux.

La promenade après le bain est une excellente pratique.

Le nombre des bains sera en rapport avec les effets produits : le médecin en sera juge, encore plus que le malade.

Indépendamment de l'action propre des Eaux de Vichy, due à la présence des principes fixes, ces bains, comme tous les bains chauds, ont pour résultat, surtout lorsqu'ils sont suivis de frictions, de massage, d'entretenir la propreté de l'enveloppe cutanée, de maintenir sa souplesse et son élasticité, de la rendre ainsi plus apte à remplir les diverses fonctions auxquelles elle est destinée.

HYDROTHÉRAPIE. — DOUCHES

Aujourd'hui, l'hydrothérapie, si chère aux anciens Romains et aux peuples d'Orient, est entrée dans nos mœurs et l'on peut préconiser les applications méthodiques de l'eau froide, sans avoir à redouter d'être traité comme le fut Hecquet par Lesage, sous les traits du Dr Sangrado.

Au reste, les Lesage se font malheureusement de plus en plus rares et les résultats obtenus ont renversé les préjugés aussi tenaces qu'absurdes, qui s'opposaient à l'adoption et au développement de l'hydrothérapie.

Les exagérations de l'école de Priessnitz, qui voulait qu'il n'y eut point de salut hors de l'eau claire, ont certainement contribué à déprécier la balnéothérapie et les hydropathes ; mais on est heureusement revenu de cet engouement. On a su reconnaître ce qu'il y avait de bon et de mauvais dans cette médication, et les personnes étrangères à la médecine connaissent elles-mêmes, à l'heure qu'il est, les différents modes d'emploi des douches, les conditions dans lesquelles elles doivent être prises, les précautions à observer pour éviter tout accident, etc.

**

Nous ne ferons donc qu'indiquer sommairement les notions essentielles.

Et d'abord qu'est-ce qu'une douche ? — M. Eugène Paz, qui possède une grande notoriété sur ce sujet, a répondu avec sa verve habituelle, à la question qui précède :

« C'est de l'eau à un certain degré de froid, projetée soit perpendiculairement, soit horizontalement, soit ascensionnellement sur le corps. C'est une série d'affusions vigoureuses, presque violentes, arrosant, immergeant, aspergeant l'épiderme en tous sens. C'est donc le sang mis dans un état de circulation momentanément anormal, refoulé d'abord de la surface au centre, et renvoyé ensuite avec une impétuosité nouvelle vers la périphérie du corps : ce sont les nerfs ébranlés, électrisés, réveillés de leur torpeur par le choc du jet et la sensation du froid : ce sont les pores de la surface cutanée se contractant et s'épanouissant, respirant à larges bouffées, se débarrassant de tout ce qu'ils renferment d'insalubre, s'appropriant à flots, on peut le dire ici, toute une vitalité nouvelle. C'est, en un mot, toute l'économie excitée à réaliser un effort qui élève sa puissance et à ramener vigoureusement aux lois de la vie normale les actes assimilateurs, sécréteurs et excréteurs».

On trouve dans les différents établissements de Vichy des appareils pour administrer toutes les variétés de douches : des douches fixes, des douches verticales de diamètres différents, des douches mobiles, en pluie et à jets divers, des douches ascendantes, externes, à jet ou en pluie, des douches de poussière d'eau, en lames, en flots, en gouttes, la douche de rachis, la douche écossaise, en cercles, etc.

Nous nous servons surtout de la douche générale en pluie ou en jet mobile et des diverses variétés de douches locales (hépatique, splénique, épi et hypogastrique, vaginale, utérine, périnéale, ascendante).

Avec la *douche en pluie*, on produit une stimulation générale très manifeste et on augmente considérablement la puissance des actions reflexes. Il est bon de débuter par des pluies à pression légère et de ne pas les prolonger tout d'abord au-delà de douze à quinze secondes, à moins d'indications tout à fait spéciales. Quelquefois, les moyens prépara-

toires appliqués avec une gradation rigoureuse, ne suffisent pas pour acclimater l'organisme et le mettre dans des conditions qui
lui permettent de résister : il convient alors de
s'abstenir et de donner la préférence à des
procédés plus doux. Dans certains cas, on
évitera l'espèce de suffocation qui survient
soit pendant la douche, soit immédiatement
après l'application, tantôt en élevant la température de la douche, tantôt en employant
une percussion plus légère. Il faudra, de préférence, éviter les procédés violents, chaque
fois qu'il existera une suractivité maladive de
la circulation dans les parties supérieures du
corps. Cet état spécial du cerveau sera le plus
souvent une contre-indication.

*
* *

La douche mobile, la plus fréquemment
employée, peut être facilement modifiée, soit
à l'aide de la main, soit à l'aide de certains
ajutages. De cette façon, le jet, au lieu d'être
en colonne, peut prendre la forme d'un éventail ou d'une grosse pluie seulement.

Chez les personnes affaiblies, l'exercice
qui doit précéder les applications hydrothérapiques devra être très modéré. Elles
doivent réserver toutes leurs forces pour résister à l'attaque du froid, qui n'agit efficace-

ment dans certains cas, que lorsque l'organisme est en état d'utiliser l'activité vitale
qu'il fait naître.

*
* *

La douche mobile peut être dirigée sur
presque toutes les parties du corps et suffit
à remplir, à peu près, les indications que
fournissent les affections locales. Lorsqu'on
veut obtenir un effet purement excitant, il
faut que l'application soit courte : si on la
prolongeait outre mesure, à l'excitation salutaire, succéderait de l'épuisement ; les nerfs
vaso-moteurs, notamment, trop longtemps
excités, se paralyseraient et favoriseraient
l'augmentation des congestions qu'on veut
combattre (Beni-Barde). Les applications
locales seraient souvent incertaines, si elles
n'étaient pas associées à des applications générales. Il faudra donc, dans le plus grand
nombre des cas, préparer le système tégumentaire tout entier par des applications
propres à provoquer à l'extérieur, aux dépens
des organes internes, une suractivité fonctionnelle très prononcée.

*
* *

On ne se sert guère pour la douche que de
l'eau ordinaire et non d'eau chargée de prin-

cipes médicamenteux. Il faut peu compter en effet sur les substances en dissolution dans l'eau, elles n'agissent qu'en augmentant sa densité et par là sa force de percussion.

**

L'eau chaude ne saurait être rationnellement employée en douche que pour servir de préparation aux applications consécutives de l'eau froide. Les effets excitants de rubéfaction, de révulsion, obtenus par l'eau chaude, sont bien plus rapides, bien plus efficaces, avec l'eau froide. L'usage préalable de l'eau chaude n'est réellement nécessaire, que lorsque le malade est dans des conditions morbides, qui rendent la réaction physiologique difficile.

Pour dire toute notre pensée, nous ajouterons qu'on fait, à Vichy, un usage trop fréquent des douches chaudes, et que cette pratique est regrettable, au point de vue de l'intérêt immédiat des malades.

**

Les douches ascendantes sont utilisées dans les cas d'atonie du gros intestin, dans les catarrhes de la vessie et les engorgements de la prostate ; contre les engorgements atoniques et les états indolents de l'utérus et des ovaires.

Les douches ascendantes agissent dans la constipation, en tonifiant l'intestin, en stimulant sa contractilité, en activant ses sécrétions. Elles rétablissent, en un mot, la régularité de ses fonctions, et cette stimulation exercée à l'extrémité du canal intestinal, est de nature à se faire sentir et à modifier d'une manière favorable, certains états dyspeptiques.

**

Pour tranquilliser les appréhensions de quelques malades qui redoutent énormément l'hydrothérapie, nous leur dirons qu'on s'y habitue avec beaucoup de facilité et qu'il suffit de quelques séances, non-seulement pour que les applications froides soient supportées, mais encore pour qu'elles soient prises avec plaisir.

La sensation pénible, causée par la première impression du liquide, cesse bientôt pour faire place à un sentiment général de bien-être, qui fait rechercher avidemment les affusions froides par ceux qui en ont pris l'habitude.

**

Ce n'est que par des applications répétées que l'on obtiendra une stimulation vraiment salutaire : « Comme le balancier, en vertu de la vitesse acquise dans sa première oscillation, dépasse son point de départ, puis revient peu à peu à sa position initiale de repos, si aucune nouvelle impulsion ne lui est communiquée, de même le mouvement de réaction organique qui suit l'application de l'eau froide va au-delà du point initial d'équilibre ; en vertu de la stimulation imprimée à l'organisme par le contact du modificateur, la circulation capillaire est excitée, la chaleur accrue, les fonctions animales et végétatives activées.

Mais si une nouvelle application du modificateur ne vient pas lui communiquer une stimulation nouvelle, l'organisme est ramené plus ou moins rapidement à son état primitif. »

* *

Deux facteurs principaux interviennent pour obtenir les effets que nous venons de signaler : la *température* et la *pression*.

L'eau est soumise à une certaine pression dans les réservoirs ou appareils qui la contiennent ; elle est lancée d'une hauteur ou d'une distance plus ou moins considérable et avec plus ou moins de violence, sur la surface du corps. La force de projection de la colonne liquide agit alors à l'égal d'un révulsif instantané, d'autant plus rapide que la température de l'eau est plus basse. Plus l'eau descendra au-dessous de 14° centigrades, plus la durée de l'application devra être courte.

Ce sera absolument l'opposé, en intervertissant cet ordre. Les effets stimulants sont bien moins marqués lorsqu'on monte l'échelle thermométrique ; la réaction s'opère avec plus de lenteur et quelquefois elle avorte complètement. Ceci reviendrait à dire que les douches *froides sont seules profitables.*

*
* *

Pour que la douche soit vraiment utile, il faut que tous les organes aient été préalablement soumis à un égal degré d'excitation, que tous les tissus soient épanouis et prêts à recevoir l'impression saisissante d'un contraire : l'effet progressif d'un exercice sagement compris et ordonné, la promenade, la gymnastique, l'équitation, sont une excellente préparation.

Ces préliminaires sont indispensables pour que la sensation soit vraiment salutaire, pour que la réaction, en un mot, s'opère dans de bonnes conditions.

C'est alors que la friction sèche, qui ne doit point être l'acte de dessication de l'épiderme mouillé, intervient, comme réactif immédiat, pour empêcher le refroidissement et rappeler le sang à la surface des téguments.

« Donc, il ne faut point, par *douilletterie*, — c'est encore M. Paz qui parle, — se soustraire aux coups secs et rapides dont le garçon doit frapper le dos du *douché*.

« Il ne faut point, avare de ses minutes, se dérober au frottement long et âpre qui doit rendre au corps sa chaleur et sa circulation normale au sang. Il faut, au contraire, stimuler le doucheur ou la doucheuse, lorsqu'ils manquent de conviction... et d'énergie.

« Il ne faut point, sous le prétexte pusillanime d'un chatouillement désagréable, retirer son pied des mains du garçon et des aspérités du linge.

« Les extrémités inférieures doivent rapidement, au contraire, être réchauffées; exigez même que celui qui vous frictionne vous fouette un peu la plante des pieds. L'essentiel est de ramener la chaleur à la peau et d'exciter la circulation, surtout vers les parties inférieures.

« Après la friction, aidez rapidement le travail de la nature, soit en vous livrant à quelques mouvements énergiques, soit en faisant une promenade de vingt minutes ou une demi-heure; mais à aucun prix ne montez en voiture pour rentrer chez vous.

« Pendant la douche, ne soyez point immobile. Servez-vous de vos mains pour flageller le reste du corps; frottez-vous les bras et les jambes, surtout la poitrine. Sautez, gambadez, vous n'en ferez que mieux.

« Quand vous vous présenterez devant la *pluie*, c'est généralement par elle que l'on commence, ne vous placez pas progressivement sous ses rayons, mais tout d'une pièce. Le *crescendo* du saisissement est un raffinement désagréable; armez-vous donc de courage, et le *jet horizontal* à forte pression viendra ensuite vous consoler et assurer votre réaction. »

Sous l'influence de l'eau froide, le système musculaire gagne de la force et de l'énergie, il soutient sans fatigue, au bout d'un certain temps, des exercices dont il n'était pas capable auparavant. L'appétit devient plus vif et les digestions plus faciles, les fonctions intestinales se régularisent, l'assimilation, la nutrition, l'absorption interstitielle sont activées. L'innervation générale se modifie de la manière la plus heureuse, le sommeil devient plus profond et plus réparateur. L'activité du corps et de l'esprit redouble; on se sent plus d'aptitude au travail; on éprouve enfin un sentiment général de force et de bien-être physique, intellectuel et moral, qui résulte de l'équilibre des organes et de l'harmonie des fonctions.

Voici pour les effets généraux.

Localement, la douche agit plus particulièrement en augmentant l'activité de l'organe malade et celle des tissus ambiants.

Dans les cas où ce précieux moyen de balnéation n'a pas répondu aux espérances qu'on fonde sur son emploi, cela tient à ce que le remède a été administré, soit d'une façon intempestive, soit par une main inhabile.

**

On évitera les rares déceptions qui ont été signalées en tenant compte des recommandations qui vont suivre; elles ont reçu la consécration de l'expérience:

1° On ne devra recourir à l'hydrothérapie

qu'avec énormément de prudence, chez les personnes dont le système nerveux est impressionnable, chez celles qui sont prédisposées aux congestions actives ou passives. La douche sera proscrite d'une façon absolue, s'il existe des phénomènes douloureux d'origine névralgique ou inflammatoire.

Aux deux âges extrêmes de la vie, on devra, par des applications graduelles, et ménagées, proportionner la température du liquide et la durée de la douche, à la faculté de calorification des sujets.

Nous recommandons aux malades de ne pas se couvrir la tête, pendant la douche. Il en résulte des congestions et des céphalalgies.

2° La douche en pluie verticale ne convient pas aux maux de tête, aux migraines, aux étourdissements, aux vertiges.

3° Dans les cas d'inflammation ou de lésions organiques, le brusque afflux du sang peut n'être pas sans danger; il est donc prudent de ne rien tenter sans avoir pris avis d'un médecin.

4° Nous avons dit qu'il était utile, pour obtenir de la douche tout l'effet qu'on peut en espérer, que le corps fut en moiteur. On fera cependant bien, lorsque la course ou les exer-

cices gymnastiques auront été très-violents,
d'observer un intervalle de trois à quatre minutes entre les derniers exercices et la douche,
afin de laisser aux mouvements du cœur le
temps de reprendre une allure calme et régulière.

5°. Les gens nerveux sont quelquefois vivement surexités par la douche; divers
phénomènes, l'insomnie, la courbature, peuvent se montrer au début du traitement: on
ne devra s'en préoccuper qu'autant qu'ils
persisteraient.

Il n'y a rien d'étonnant que les membres
et les nerfs habitués à une apathie atrophiante,
demeurent *d'abord* singulièrement surpris ;
mais cette surexitation ne doit être que passagère et sa persistance serait une contre-indication.

On pourrait encore suspendre momentanément le traitement pour le reprendre plus
tard ; un nouvel essai suivi d'insuccès devrait
y faire renoncer à tout jamais.

6° Dans les engorgements du foie et de la
rate, le choc de l'eau peut, dans certains cas,
réveiller les douleurs hépatiques et produire
des ébranlements qui offrent une certaine

gravité. L'apparition de symptômes douloureux ou inflammatoires indiquera nettement
la conduite à suivre.

7° Le traitement hydrothérapique peut
être suivi en tout temps, même l'hiver, lorsque
toutefois la température n'est pas trop basse
pour congeler l'eau dans les réservoirs. En
été, l'action de l'eau froide est moins grande,
parce que la température étant plus élevée, la
réaction se fait sans effort de la part de l'organisme et n'amène qu'un effet passager sans
grand résultat. Les époques les plus favorables sont toujours le printemps et l'automne,
parce qu'à ces deux époques, la chaleur extérieure est modérée.

8° Quant à la durée de la douche, elle
devra varier de quelques secondes à une
minute, deux, trois minutes au maximum.

* *
*

En tenant compte des conseils qui précèdent,
on pourra affronter sans crainte les établissements hydrothérapiques : chaque année
apporte son contingent de faits nouveaux,
et avec tous mes collègues, j'ai pu constater
combien les douches et les affusions froides

viennent heureusement en aide à la médication hydro-minérale.

**

Voici, en quelques mots, quel est le rôle de l'hydrothérapie appliquée aux maladies que l'on soigne à Vichy :

L'hydrothérapie intervient dans la goutte chronique pour favoriser l'assimilation des principes nécessaires à l'entretien de l'organisme, faciliter les sécrétions et notamment celles de la peau et des reins, régulariser l'innervation, prévenir les congestions viscérales en facilitant la circulation cutanée, et, en définitive, pour ramener l'équilibre dans toutes les fonctions.

Dans la gravelle urique, les applications de l'eau froide ont pour résultat de stimuler les fonctions de l'organisme tout entier et de remédier ainsi à l'anomalie nutritive qui a engendré la gravelle urique.

La douche agit surtout dans le diabète, en relevant les forces du malade, en arrêtant la marche désorganisatrice du mal ; mais pour atteindre ce résultat, il faudra que le degré de réaction qu'on provoque soit proportionné au degré de résistance du sujet.

C'est aussi la douche qui intervient le plus

efficacement pour remédier d'une manière héroïque au trouble profond qui accompagne la chlorose et l'anémie sous ses diverses formes. Les désordres nerveux, les perturbations fonctionnelles, seront rapidement enrayés. Dans l'anémie qui accompagne la cachexie paludéenne, la douche froide et courte est le modificateur le plus efficace pour relever les forces perdues. Elle suspend à la fois la marche de cette dégradatiou, de cette déchéance qui frappe tous les cachectiques, comble les pertes de l'économie, lui donne la force de résistance et fait disparaître les altérations de l'appareil spléno-hépatique.

On pourra avoir recours aux douches en pluie et en jet et surtout au bain de cercles, qui constitue le procédé le plus énergique et le plus efficace, quand il peut être facilement supporté par les malades.

La douche froide, sous toutes ses formes, agit comme tonique, comme reconstituant, et sert à dissiper les symptômes nerveux et les altérations du sang qui marchent presque parallèlement avec les symptômes locaux de la dyspepsie.

Il est évident que les applications hydrothérapiques trouveront spécialement leur emploi dans la dyspepsie engendrée par une congestion du foie, par une influence goutteuse héréditaire, par la chloro-anémie, par des désordres utérins.

C'est en agissant sur la circulation générale et sur l'innervation, c'est en accélérant les échanges organiques, que les douches froides ou les frictions mouillées font disparaître les engorgements de la matrice, du foie et de la rate : elles combattent l'hypérémie et l'inertie organique qui concourent à la persistance de la métrite, lorsqu'il n'existe pas de poussées congestives actives, ou lorsque le processus inflammatoire chronique n'est pas entretenu par un état diathésique, que l'hydrothérapie ne saurait atteindre.

* *

En signalant l'influence heureuse de l'hydrothérapie sur les engorgements des organes spleno-hépatiques, nous ne saurions vouloir désigner les affections chroniques, reliées à des lésions d'ordre anatomo pathologique, à des perturbations nutritives profondes, à des altérations de texture, pas plus que l'hypérémie qu'entretiennent les maladies du cœur ou des obstacles à la circulation hépatique.

Il ne faut demander à l'hydrothérapie que

9

ce qu'elle peut donner : c'est déjà beaucoup qu'elle puisse prévenir des altérations histologiques, qui, lorsqu'elles ont évolué dans nombre de cas, sont au-dessus des ressources de l'art.

* *

L'hydrothérapie tend à occuper une place de plus en plus large dans le traitement de Vichy : la balnéation thermale proprement dite ne constitue plus une sorte d'obligation indispensable ; elle subit un discrédit... *relatif*, tandis que la douche est de plus en plus en vogue.

Loin de le considérer comme une chose fâcheuse, je serais volontiers porté, avec peut-être la moitié des médecins qui exercent actuellement à Vichy, à envisager ce nouvel état de choses comme un grand progrès, comme l'expression rationnelle d'innombrables observations, accumulées depuis vingt ans surtout, comme la résultante des vues nouvelles qui ont été révélées à la pratique thermale par la clinique et la physiologie.

Il est certain que de tout temps on a exagéré l'importance du bain de Vichy. — Pour mon compte, ce que j'ai vu, depuis onze ans, me porterait bien plutôt à croire que la cure

interne est tout et que les applications externes
ne sont qu'accessoires, lorsqu'elles ne sont
pas inutiles. Un grand nombre de nos hôtes
pourraient très bien se passer de prendre des
bains et se contenter de boire à nos fontaines.

Il me semble même que la chose s'impose
jusqu'à un certain point, lorsqu'on songe aux
opinions qui ont cours sur l'absorption cutanée. Celle-ci n'existant pas à proprement
parler, nous restons en présence d'une simple
action de contact très-obscure, qui se réduit
surtout à peu de chose, au point de vue de la
régénération que nous cherchons à obtenir,
pour remplacer l'économie dans des conditions normales.

Il serait trop long d'aborder les questions
multiples qui se rattachent à l'influence de
Vichy sur les états constitutionnels qui relèvent
de la médication alcaline ; mais tout le monde
est d'accord sur ce fait, que c'est avant tout
l'état général qui doit être visé.

Or, puisqu'on renonce à peu près aux bains
dans la goutte, qui est le type par excellence
de la maladie constitutionnelle, je ne vois pas
pourquoi on leur accorderait une faveur spéciale dans le diabète, la gravelle urique et dans

d'autres états, qui dénotent un trouble profond de la nutrition.

Je comprends, en revanche, dans ces cas, l'intervention de la douche froide, dont l'action énergique contribue à ce remontement général, qui est le but de tous nos efforts.

Donnez des douches à ce diabétique, à bout de forces, en même temps que vous stimulerez son appétit et que vous faciliterez l'assimilation, en lui faisant boire quotidiennement une certaine quantité d'eau minérale, et vous le rendrez à la vie, et vous rétablirez l'équilibre organique, dans le sens le plus large du mot. Vous vous exposeriez au contraire à l'amoindrir encore, en le condamnant à séjourner quotidiennement, plus ou moins longtemps, dans une baignoire.

J'ai dit bien des fois déjà que les bains trop chauds et trop prolongés constituaient actuellement la seule circonstance affaiblissante du traitement qui persiste encore à Vichy. — Nombre de malades ne croiraient pas avoir fait un traitement sérieux, s'ils ne prenaient pas tous les jours un bain de trois quarts d'heure ou d'une heure. — D'après les règlements, la cabine doit être évacuée au bout d'une heure un quart; les dames en particulier trouvent ce délai insuffisant. Je fais la part du temps qui est nécessaire pour s'habiller et se déshabiller, mais la généralité d'entre elles ne sont en retard que parce qu'elles s'obstinent à séjourner outre mesure dans le bain.

Or, comme la température dépasse d'habitude 34 ou 35 degrés, excepté au moment des grandes chaleurs, je me crois autorisé à dire, en m'appuyant sur des expériences faites par des hommes désintéressés, que le bain, dans ces conditions, est *débilitant*.

Quoi d'étonnant, après cela, que la réaction fasse son œuvre, et que pour les bains, comme pour l'ingestion de l'eau minérale, on devienne de plus en plus réservé? Plusieurs de mes collègues font prendre des bains très courts, de vingt minutes en moyenne, et ne les prescrivent pas quotidiennement, dans bien des cas.

D'autre part, ils ne donnent l'eau minérale qu'à petites doses et ne dépassent qu'exceptionnellement quatre ou cinq verres de 200 grammes, par jour.

Cette pratique, que j'appellerai volontiers nouvelle, a eu assez de peine à s'implanter parmi nous, pour qu'il faille craindre de rétrograder, et d'en revenir au temps de *débauche*

alcaline, qui a caractérisé le triste règne de
Petit.

Il y a un proverbe qui dit qu'il n'y a jamais
de fumée sans feu. — Ce qu'il y a eu jadis de
fondé dans ce qu'on appelait la cachexie alcaline, aujourd'hui absolument introuvable,
c'est qu'on englobait sous ce nom tous les
accidents qui résultaient des contre-indica-
tions et surtout de l'abus des eaux à l'intérieur
et à l'extérieur. Avec le temps, on a reconnu
qu'il y avait de graves inconvénients à prendre
plusieurs litres d'eau par jour ; on commence
de même à reconnaître qu'il est dangereux
d'abuser des bains, et qu'on ne saurait rester
impunément, durant une heure, dans un bain
surchauffé, et cela pendant trois semaines ou
un mois, Il ne faut pas chercher ailleurs la
raison de la transformation qui s'est faite.

Certains indices me portent même à croire
que ce mouvement ne fera que s'accentuer,
de façon à ce que tout contribue à prouver
dorénavant que le traitement de Vichy, loin
d'être affaiblissant, est bien plutôt tonique et
reconstituant.

Il l'est déjà *par lui-même ;* il le sera bien
davantage avec l'aide des applications froides,
pour lesquelles notre génération, que l'on dit

anémique, tend de plus en plus à avoir une
prédilection marquée. Loin donc de redouter
les installations hydrothérapiques nouvelles,
qui surgissent sur les bords de l'Allier, je leur
souhaite volontiers la bienvenue, persuadé
qu'elles nous seront d'un précieux secours.

L'énoncé des idées qui précèdent m'a fait
accuser à la Société d'hydrologie, de condamner sans merci le bain alcalin, au bénéfice
exclusif de l'hydrothérapie. — Cela exige
quelques commentaires.

En me faisant l'interprète de plusieurs de
mes collègues, qui considèrent cette petite
révolution comme très heureuse, en m'asso-
ciant à leur reconnaissance pour les services
que l'eau froide nous rend, je n'ai pas du
tout entendu rayer le bain minéral de
notre pratique ; j'ai simplement voulu le re-
léguer au second plan de la médication thermale, et le confiner dans le rôle modeste qui
lui convient, à tous les points de vue.

Oui, le bain est souvent inutile et peut
même devenir dangereux, parce que notre
contrôle est dérisoire, parce que malgré nous
il est pris trop chaud et pendant trop de
temps. Nos recommandations fussent-elles
suivies avec fidélité, le danger persiste pour

cette foule de malades, la plus nombreuse, qui ne consultent pas, et abusent systématiquement de la balnéation. Je ne crois pas qu'il nous soit permis de rester impassible devant cette initiative imprudente, qui contribue au discrédit de nos eaux minérales. « Tant pis pour ces audacieux, m'a-t-on répondu ; ils ne méritent pas qu'on s'intéresse à eux. » C'est possible ; mais leurs excès nous touchent indirectement ; ils rejaillissent sur leur santé, au détriment du prestige de notre station, que l'on accuse ensuite d'*affaiblir*. Il me paraît donc juste de prévenir les intéressés, ceux surtout qui échappent à notre direction, qu'ils font fausse route en ne considérant leur cure comme complète qu'autant qu'ils auront pris consécutivement 22 ou 25 bains d'une heure.

C'est ainsi qu'on comptait autrefois ; on ne raisonnait que d'après le nombre des bains ; la saison thermale n'était pas de 25 ou 30 jours, elle était de 25 ou 30 bains. Vous saisissez tout de suite la différence.

L'expérience a complètement condamné cette déplorable tradition, et on reconnait de de plus en plus : 1° que les bains ne conviennent pas à *tous* les malades ; 2° qu'un

certain nombre ne doivent pas en prendre
tous les jours ; 3° que les plus favorisés ne
sauraient y séjourner impunément une heure
et plus chaque matin, pendant un mois environ.

Si j'insiste jusqu'à satiété, c'est qu'on a
trop longtemps considéré le bain comme indispensable, comme devant passer avant l'u-
sage interne de l'eau. C'est avec une certaine
mélancolie que nos aînés constatent qu'il n'en
est plus ainsi, et je n'ai pu m'empêcher de
souligner cette espèce de regret, pour avoir le
droit de protester contre tout ce qui pourrait
ressembler à un retour, même déguisé, vers
un passé que tout condamne.

Il n'y a aucun avantage à persévérer dans
les errements anciens ; il y a tout bénéfice, au
contraire, à user du bain avec circonspection,
et à faire appel autant que possible aux médications accessoires, qui, comme la douche,
aident puissamment à la reconstitution de
l'économie.

En somme, le courant de modération de
plus en plus accusé qui s'impose, aussi bien
pour la médication interne que pour la médication externe, est le résultat de réflexions sé-
rieuses, d'observations concluantes, dont l'in-

dication ne peut pas être rejetée par une logique rigoureuse.

Je me suis fait sans réserve le champion de ce nouvel état de choses, parce que j'ai le pressentiment qu'avec lui, nous verrons s'évanouir définitivement ce vieux fantôme de cachexie alcaline, qui ne vit plus que dans le souvenir de quelques esprits prévenus. Ils ne tarderont pas à capituler, j'ose l'affirmer, parce que la nouvelle génération médicale ne se laisse plus guider que par la prudence et la modération.

DES DIVERSES APPLICATIONS
DE L'ACIDE CARBONIQUE

Sans ajouter à l'emploi de l'acide carbonique l'importance que M. Herpin lui a donné, je pense cependant qu'il faut tenir un compte sérieux de cet adjuvant de la médication alcaline.

L'acide carbonique n'agirait-il qu'en produisant une diminution, une abolition de la douleur, qu'on devrait se féliciter de pouvoir remédier par son intermédiaire, aux maux si nombreux de la pauvre humanité.

Les bains généraux se prennent dans des baignoires ordinaires simplement recouvertes d'une enveloppe imperméable, destinée à protéger la tête du malade. Celui-ci n'a besoin que de poser ses vêtements de dessus. Un robinet distribue le gaz à volonté. Les séances varient de vingt minutes à une heure.

On a utilisé avec plus ou moins de succès les bains d'acide carbonique pour combattre les douleurs arthritiques de la goutte et du rhumatisme, les névralgies sciatiques ou autres, etc.

Pour les douches et injections, le gaz est conduit sur les parties malades, au moyen de petits tubes flexibles en caoutchouc, dont l'extrémité est armée d'ajutages de forme différente. Les injections et les douches donnent d'excellents résultats dans les cas de prurit et de spasmes, dans les névroses vaginales et utérines, qui sont si souvent une cause de stérilité, dans les diverses ulcérations du col utérin. L'effet cicatrisant se produit assez rapidement dans la plupart des cas d'ulcération simple du museau de tanche.

Ces injections devront toujours être administrées avec une certaine circonscription ; car lorsque la muqueuse est enflammée, excoriée,

l'absorption de l'acide carbonique par ces surfaces dénudées, est susceptible d'occasionner
des accidents.

* *

J'avouerai franchement que j'ai peu d'estime pour les déglutitions d'acide carbonique,
même dans les cas de susceptibilité excessive
de l'estomac : il me semble préférable d'avoir
recours à des eaux fortement gazeuses ou aux
autres médicaments anesthésiques, dont la
thérapeutique peut disposer avec beaucoup
moins d'inconvénients. . . . .

. . . .

Ma pratique personnelle ne m'a pas inspiré
une grande prédilection pour le gaz carbonique. Je n'ai jamais constaté de résultats assez
concluants, pour me dicter une conviction à
ce sujet.

INHALATIONS D'OXYGÈNE

Des expériences entreprises par M. Aune,
sur les indications de M. Hayem, l'ont amené
à conclure comme je l'avais fait moi-même
autrefois, au sujet de l'oxygène.

Les expériences auxquelles s'est livré

M. Aune ont duré quatre semaine. Pendant
ce laps de temps, il s'est soumis au même régime, relativement à la quantité et à la qualité des aliments, à l'exercice musculaire et au
travail intellectuel. Il n'a pris de l'oxygène
que dans le courant de la deuxième et de la
troisième semaine ; mais pendant toute la
durée des expériences, il a enregistré la température, le pouls, la respiration et a analysé
chaque jour les urines et le sang.

Il s'est servi de l'appareil Limousin et a
inhalé entre 40 et 80 litres d'oxygène par
jour. Il a éprouvé les phénomènes décrits par
les auteurs qui se sont occupés de cette question, tels que des fourmillements dans les
extrémités, une espèce d'ivresse légère,
agréable et très propre à dissiper l'hypochon-
drie, mais il n'a pas constaté cette sensation
de chaleur dans l'intérieur de la poitrine dont
parlent plusieurs auteurs. Le développement
de la faculté d'assimilation est incontestable,
et de ce fait découlent naturellement l'augmentation de l'appétit, de la soif, etc.

De l'examen des chiffres cités par M. Aune,
il ressort que la température ne présente, sous
l'influence des inhalations d'oxygène, qu'une
très légère augmentation. Le nombre des

respirations s'élève en raison de la dose d'oxygène absorbée ; il en est de même du nombre des pulsations.

Il y a aussi une augmentation de poids. Cela peut paraître paradoxal au premier abord, puisque, brûlant davantage, on doit sécréter davantage et conséquemment perdre de son poids. Cela serait sans doute si l'air vital ne possédait pas une puissance d'assimilation considérable qui compense, et au-delà, tout ce qui est éliminé par des sécrétions plus actives qu'à l'état normal. Grâce à la puissance assimilatrice de l'oxygène, les aliments laissent dans l'économie une plus grande quantité de substances azotées.

Enfin les inhalations d'oxygène augmentent sensiblement le nombre des globules rouges, celui des hématoblastes, la richesse des premiers en hémoglobine. Elles paraissent sans influence sur les globules blancs.

On comprend, dès lors, que l'oxygène est apte à nous rendre de grands services, chez la plupart de nos malades.

L'idée de faire inhaler l'oxygène aux diabétiques est due aux explications de quelques savants de Munich (Pettenkofer, Voit, Huppet) qui admettent que si le sucre n'est pas

brûlé,' c'est parce qu'il y a un défaut de rapport entre la proportion d'oxygène absorbé et
les aliments ingérés. En d'autres termes, la
quantité de sucre formé est plus grande que
la quantité d'oxygène destiné à opérer sa ré-
duction.

Ce manque d'équilibre, toujours d'après
les mêmes auteurs, serait dû à une altération
fonctionnelle des globules rouges, qui, quoique normaux quant à leur nombre, ne possèdent plus, au même degré que dans l'état
sain, la faculté de fixer l'oxygène.

Nous n'avons pas à examiner cette théorie,
qui vient cependant de recevoir comme une
confirmation des recherches de M. Dastres
(*Soc. de biologie*, 18 nov. 1876).

D'après lui, il existerait un rapport inverse
entre le sucre et l'oxygène du sang. Il a opéré
sur des chiens soumis à une asphyxie lente.
L'appareil était disposé de telle sorte qu'il
pouvait non-seulement graduer l'asphyxie,
mais encore la faire cesser et la produire à
volonté.

Ainsi, prenant un animal dont le sang contient 1,28/1000 de sucre et le soumettant aux
phénomènes de l'asphyxie, lorsque son sang
est désoxygéné et devient noir, il contient

2,53/1000 de sucre, presque le double. Ce sang étant de nouveau oxygéné et les phénomènes de l'asphyxie disparaissant, il ne contient plus que 1,77/1000, puis 1,70/1000 et revient assez rapidement au chiffre primitif. Ce sang étant de nouveau désoxygéné, il revient graduellement à la proportion précédente de 2,53/1000 de sucre. Ces expériences tendraient à prouver que le sang s'enrichit en sucre à mesure qu'il s'appauvrit en oxygène et réciproquement. Le sucre et l'oxygène seraient donc dans le sang, comme aux extrémités d'une balance.

*
* *

Ce qu'il y a de certain, c'est qu'à la suite d'une inhalation de 15 à 20 litres d'oxygène (on peut en respirer jusqu'à 40 ou 50, en plusieurs fois, dans la journée, sans en être incommodé), on constate une diminution dans la quantité de sucre éliminé.

L'oxygène n'atteint ainsi le diabète que dans ses manifestations symptomatiques et non dans son essence. Il aurait pour propriété de donner au mouvement vital une plus grande activité, d'augmenter le champ d'hématose du poumon, en favorisant la destruction du sucre, au moment de son passage dans cet organe, de prévenir par conséquent ou de ralentir les manifestations graves qui accompagnent la maladie, à une certaine période.

*
* *

C'est d'une façon analogue qu'il faut expliquer le rôle de l'oxygène dans l'albuminurie. Les principes albuminoïdes, au lieu d'être éliminés en pure perte, sont utilisés en partie et les combustions internes deviennent plus complètes.

L'oxygène, en inhalations, fait disparaître, dans certains cas, l'albumine des urines, et cela aux périodes les plus avancées de la maladie. (J. Baumetz, page 229.)

*
* *

Dans des expériences faites sur lui-même, Kollmann a vu l'acide urique diminuer sous l'influence de l'inhalation de ce gaz. Ainsi, une première fois, tandis que 300 grammes de ses urines contenaient normalement 236 milligrammes d'acide urique, la quantité de cet acide descendit à 122 milligrammes, pour la même quantité d'urine, après qu'il eût respiré 12 litres d'oxygène.

Une autre fois, l'acide urique descendit de 134 milligrammes à 25 milligrammes. Enfin, dans une expérience qu'il fit en commun avec Eckart, sur un albuminurique, il constata également une diminution de l'acide urique ; de plus, il vit l'albumine diminuer dans les urines, et même disparaître complètement au bout de quatre jours. Le malade respirait, deux fois par jour, 28 litres d'oxygène.

Trousseau, après avoir lu le livre de M. Demarquay (*Essai de pneumatologie médicale, recherches physiologiques, cliniques et thérapeutiques sur les gaz*), eut l'idée d'expérimenter les inhalations de gaz oxygène pur, dans certaines dyspepsies où l'organisme ne peut supporter une alimentation réparatrice et s'épuise par une déperdition quotidienne. Il en obtint des résultats « aussi remarquables au point de vue thérapeutique, qu'inattendus et paradoxaux, au point de vue physiologique. »

La malade sur qui Trousseau expérimenta était anémique et épuisée par l'allaitement ; sa figure était absolument celle d'un cadavre ; la faiblesse allait croissant ; cette faiblesse était même telle, que la malade ne pouvait s'asseoir dans son lit sans tomber en syncope.

« Comme les toniques et les ferrugineux, dit-il, avaient échoué, et que l'anorexie était

absolue, je résolus d'essayer des inhalations
d'oxygène, afin de raviver l'appétit et de faciliter la digestion. Dès le 14, la malade commença ce nouveau traitement, mais elle était
si faible que dès la seconde inspiration elle
perdit connaissance par suite de l'effort qu'elle
avait dû faire pour aspirer le gaz. Cependant,
je recommandai d'insister et de lui faire respirer, à plusieurs reprises, cinq à six litres en
tout d'oxygène, dans le courant de la journée.
Pendant trois jours, la quantité de gaz res-
pirée fut bien peu considérable, et l'amélioration bien peu sensible. Mais à partir du 19,
la malade put s'asseoir impunément sur son
lit et mangea un peu.

« Le pouls ne battait plus que 104 fois par
minute. Le 21, elle se lève pendant une heure,
demande à manger, surtout des légumes. Il
n'y a plus que 92 pulsations et la peau est
fraîche. Le 24, le pouls tombe à 80 ; la malade descend au jardin et dit avoir un appétit
vorace ; en effet, elle mange deux portions ce
jour là et n'en a pas assez le soir. »

Quelques jours après, la jeune femme de-
mandait à quitter l'hôpital.

*
* *

Pendant la saison 1876, j'ai eu à soigner

deux jeunes filles, très-anémiées l'une et
l'autre : les téguments étaient décolorés, les
extrémités presque toujours froides, etc. L'oxygène a été administré pendant trois semaines
consécutives à la dose graduelle de 10, 15 et
même 20 litres quotidiennement. Après chaque
séance, mes deux malades accusaient le même
sentiment d'alacrité ; il leur semblait qu'elles
respiraient plus à l'aise, les traits se coloraient
légèrement, l'exercice devenait chaque jour
plus facile, l'estomac plus tolérant, les digestions plus complètes.

Elles ont quitté Vichy dans d'excellentes
conditions de santé, et ce résultat ne saurait
être attribué aux eaux, attendu qu'elles n'ont
pris que des doses insignifiantes de la source
Lardy.

Ces faits, et d'autres analogues que je pourrais rapporter, prouvent bien qu'il faut tenir
compte de cette médication. Je suis convaincu
que, mieux connue et, par conséquent, judi-
cieusement appliquée, elle pourra rendre de
grands services.

PULVÉRISATION

DES EAUX MINÉRALES

—

Une salle est affectée à cette médication, dont nous n'usons qu'exceptionnellement. On se sert, soit de l'eau de la source *Chomel*, soit des eaux sulfureuses les plus connues, dont il existe un dépôt à l'établissement et que l'on chauffe préalablement, au bain-marie. On pourrait également prévenir l'abaissement de la température qui résulte de la division du liquide, en se servant de l'appareil de Capron, ou du pulvérisateur Siègle.

* *

La pulvérisation, faite dans ces conditions, ne saurait être employée avec quelque fruit que dans les maladies de l'isthme du gosier, du pharynx et du larynx. Il sera toujours préférable, dans les maladies chroniques des voies respiratoires, de séjourner dans les salles d'inhalation comme celles qui existent à Saint-Honoré, Allevard, Aix, Cauterets,

Luchon, Bagnères, Enghien. Les gaz sont fournis par l'eau minérale, venant directement de la source et se répandent, par pression, sur un appareil diviseur à chûtes successives. Un jet d'eau chauffé peut produire une atmosphère sulfureuse chaude ou tiède, à volonté.

C'est ici le lieu de rappeler le reproche fait aux pulvérisateurs de Sales-Girons, comme à tous les appareils qui divisent l'eau minérale en poussière impalpable, pour la faire pénétrer, avec ses principes fixes et ses gaz, dans les voies respiratoires.

Cette division excessive amène nécessairement la séparation des gaz contenus dans l'eau, immédiatement après sa sortie de l'appareil, d'où il suit que l'eau pulvérisée arrive au malade privée des gaz libres. De plus, certaines eaux sulfureuses, au contact de l'air, perdent une grande partie, jusqu'à 60 p. 100 de leurs sulfures, ainsi que cela a été constaté par des analyses faites avant et après la pulvérisation de ces eaux ; enfin, objection bien plus grave encore, il paraît constant, malgré des expériences contradictoires, que l'eau pulvérisée, qui arrive aisément dans l'arrière-bouche, dans le pharynx et même à l'entrée

de la glotte, franchit difficilement cette ouverture et pénètre à peine dans la trachée, encore
moins dans les bronches, alors même que le
malade prend la précaution d'abaisser la
langue, de renverser légèrement la tête en
arrière et de faire de larges aspirations, ainsi
que le recommande l'inventeur de la méthode.

RÉGIME ET HYGIÈNE

—

Les modificateurs hygiéniques trouvent leur application dans la plupart des imminences morbides et des maladies chroniques traitées à Vichy.

L'hygiène, c'est la médecine de l'avenir; elle renferme le secret de tant de cures obtenues si simplement jadis par nos devanciers.

Nous devons faire un emploi d'autant plus persévérant de la thérapeutique hygiénique que la fraude et le mercantilisme, sont plus à redouter. La sophistication a pénétré partout: nous buvons des liquides frelatés, nous mangeons des mets frelatés. Si la chimie a rendu d'immenses services à la société, elle en rend aujourd'hui de fort mauvais à la santé publique, en permettant à des commerçants éhontés de substituer des produits nuisibles aux principes sains et nutritifs qui doivent faire la base de l'alimentation quotidienne.

Aussi, faut-il se garer, non-seulement

contre les écarts de régime, mais encore veiller avec un soin jaloux sur la bonne qualité et la provenance des denrées alimentaires.

*
* *

Cette première précaution étant observée, il faudra que la réparation alimentaire soit proportionnelle à la dépense, que l'exercice soit en rapport avec les forces et que le sommeil vienne régulièrement rétablir l'harmonie.

La régularité dans l'heure des repas est d'une grande importance. Dans nombre de cas, le meilleur régime est celui que le malade, d'après sa propre expérience, supporte le mieux : en règle générale, on devra de préférence, faire choix de l'aliment le plus léger, le plus nutritif, le plus facile à digérer.

Les végétaux herbacés ne sont contre-indiqués que chez les goutteux gastralgiques, lorsqu'il existe des flatuosités gastro-intestinales ou un état névropathique de l'estomac.

*
* *

Ici se pose l'éternelle question de la salade, qui est jugée depuis longtemps par le corps médical, si elle ne l'est pas encore par les maîtres d'hôtel.

Peut-on manger de la salade, pendant qu'on est soumis à l'action des eaux de Vichy?

M. Mialhe, membre de l'académie de médecine, a répondu de la façon suivante:
« Oui, sans aucun doute, on peut manger de
la salade, et même avec un avantage incontestable, à la seule condition qu'on la digère
convenablement. En effet, pendant leur destruction dans l'organisme, les citrates, tar-
trates, malates, ou fumarates de potasse, qui
font partie intégrante, soit des légumes, soit
de la salade, sont oxydés ou brûlés dans le
torrent de la circulation sanguine et transformés en bicarbonate de potasse, c'est-à-
dire en un composé congénère du bicarbonate
de soude et pouvant alcaliniser l'économie
au même titre que ce dernier. Et cela, au point
même qu'un malade qui se nourrirait exclusivement de salade et de pain, verrait ses
sécrétions devenir alcalines bien plus promptement qu'un malade soumis à un régime
mixte.

En un mot, le mangeur de salade, vivant
à la manière des herbivores, aurait toujours,
comme eux, les sécrétions alcalines, car il ne
faudrait pas croire que le vinaigre ou acide
acétique, qui entre dans la salade, apporterait
quelque changement au résultat final, l'acide
acétique, en présence des bases alcalines,

étant l'un des acides les plus aisément combustibles dans l'organisme.

Le seul légume qu'il est essentiel de proscrire du régime diabétique de Vichy, c'est l'oseille, parce qu'elle renferme de l'oxalate acide de potasse et que l'acide oxalique est indestructible dans l'économie animale. »

*
* *

Les repas devront être suffisamment arrosés : le vin rouge de bonne qualité peut même être autorisé chez les goutteux et dans la dyspepsie acide.

*
* *

Les personnes qui ne boivent pas de vin ou qui ont l'habitude de le couper avec de l'eau ordinaire, devront veiller à ce qu'on ne leur serve que de l'eau provenant de l'Allier. Il existe une prise d'eau au-dessus de Vichy et des conduites de tous les côtés. C'est une eau potable, mal filtrée peut-être, mais ne pesant pas sur l'estomac, tandis que celle de la plupart des puits particuliers est chargée de carbonate, de sulfate de chaux, etc., et, partant, très difficile à digérer.

*
* *

Les considérations qui suivent feront comprendre l'utilité de l'introduction dans l'estomac, d'une certaine quantité de liquide, pendant la digestion des albuminoïdes.

La puissance digestive du suc gastrique est dans un rapport rapidement décroissant, bien que toujours direct, avec la quantité de pepsine qu'elle contient. Mais plus cette pepsine est étendue d'eau, plus elle est apte à remplir le rôle qui lui est dévolu. C'est un fait d'observation quotidienne, que, quand une digestion artificielle s'arrête, on lui redonne une activité nouvelle, en ajoutant un peu d'eau. Plus une solution est concentrée, moins elle digère d'albumine (Schwann, L. Corvisart). Ainsi, suivant M. Schiff, une certaine quantité de pepsine dissoute dans 200 grammes d'eau, a digéré pendant un temps, 196 grammes d'albumine solide ; dans le même temps, la même quantité avec 400 grammes d'eau, a digéré 391 grammes ; avec 800, 680 grammes ; avec 1200, 880 grammes ; avec 1600, 870 grammes. On voit, par cet exemple même, qu'il y a des limites à la quantité d'eau qu'il est possible d'ajouter avec avantage ; mais ce qui ressort clairement, c'est l'absolue nécessité de diluer les aliments et d'activer ainsi, dans un milieu acide, l'action peptique de l'agent principal de la digestion.

.•.

Pour les malades qui suivent un traitement, les vins blancs sont bien plutôt des médicaments que des aliments, et l'usage ne saurait en être autorisé que pour exciter l'excrétion urinaire, ou combattre un état inquiétant de torpeur célébrale.

Le premier devoir du vin, à Vichy plus qu'ailleurs, est d'être rouge.

*
* *

Ce que l'on mange au sein de la joie, avec le calme de l'esprit et du cœur, profite bien mieux à l'économie: il faudra donc éviter les discussions irritantes et laisser voguer en paix le vaisseau de la chose publique.

« Quand vous arriverez aux eaux minérales, dit Alibert, faites comme si vous entriez dans le temple d'Esculape: laissez à la porte toutes les passions qui ont agité votre âme, toutes les affaires qui ont si longtemps tourmenté votre esprit ».

*
* *

Un homme de beaucoup d'esprit, Adrien Marx, a écrit une notice pleine d'humour, intitulée: Conseils aux estomacs en voyage. Bien que le ton en soit très-léger, je m'empresse de le citer.

Ses recommandations sur le mode gaie

feront un instant diversion et compléteront
celles qui précèdent. Voici quels sont les conseils que l'auteur oppose aux maléfices de
cuisines balnéaires :

« Et d'abord, fuyez la table d'hôte — où
vous êtes exposé aux voisinages désagréables.
Si le hasard ne vous a pas flanqué d'un vieil-
lard qui éternue dans les plats d'alentour ou
d'une douairière qui vous écrase de son embonpoint, vous avez, pour le moins, à vos
côtés, une jolie femme dont vous devez prendre
mille soins et un enfant morveux qui essuie
ses mains poissonneuses sur vos habits.

Bien heureux quand le maître d'hôtel ne
vous insinue pas dans le cou la sauce de l'iné-
vitable turbot aux câpres et l'oseille du frican-
deau légendaire.

Faites-vous servir à part et commandez des
plats simples, ennemis de la fraude, des plats
qui ne figurent pas sur le menu, et comportent une élaboration sommaire.

Vous éviterez ainsi les mixtures perfides et
les entremets assassins que perpètrent dans les
sous-sols, des Locustes inexorables.

Consommez beaucoup d'œufs, des côte-
lettes et des entrecôtes grillées, sans oublier la
bienfaisante et inoffensive pomme de terre.

Rassasiez-vous principalement de fromages à la crème. Loin de notre capitale, le laitage est parfait ; il n'a pas (qu'on me pardonne ce détail familier) les vertus folichonnes qui, dans l'échelle laxative, ont placé le lait de Paris entre l'*Huniadi-Janos* et l'huile de Ricin.

Il faut éviter avec le plus grand soin, ajoute-t-il plus loin, les poissons mauvais et les volailles centenaires.

Consommez surtout les denrées indigènes, redoutez les conserves ou les produits expédiés de loin. Si vous êtes dans l'intérieur du continent, préférez la truite extraite du torrent voisin à la sole flétrie, voiturée sur la glace à travers cent kilomètres. N'hésitez pas entre les fraises des bois environnants et les prunes insidieuses envoyées vertes, par le Midi, dans des boîtes garnies de dentelles, à la manière des boudoirs galants.

Méfiez-vous de la façon dont vos viandes sont cuites.

Le gril et la broche sont des mythes dans l'arsenal des cuisines d'hôtels. La poêle et le four — d'une surveillance plus commode — les remplacent.

Or, est-il besoin de l'affirmer ? Le rumsteak

doit finir comme Montezuma, et tout poulet qui se respecte préfère le supplice du pal, marié aux affres du bûcher, à tout autre mode de consomption.

Je ne saurais trop vous mettre en garde contre les massepains, les papillotes, les bonbons et les menues sucreries qui sommeillent, depuis vingt lustres, sur les compotiers des tables d'hôte.

Enduits d'une poussière séculaire, deshonorés par des mouches sans retenue, écornés par les cancrelats goulus, ils en viennent à prendre une consistance marmoréenne.

Si vous voulez vous brûler là cervelle et que l'armurier vous refuse des balles, chargez votre révolver avec une de ces « douceurs », vous ne manquerez pas votre coup. Tout le monde connaît, d'ailleurs, l'anecdote des convives qui, s'étant pris de querelle à la fin d'un déjeûner, s'envoyèrent des petits fours à la tête : il fallut les transporter à l'hôpital et l'un d'eux mourut des suites de ses blessures.

Un point capital :

Assaisonnez vos saladés de vos propres mains. Les maîtres d'hôtel n'y entendent rien. Peu pénétrés de la gravité de leur mandat, ils y apportent une insouciance lamentable.

Celui-ci pense à sa belle et retourne, sans compter, la salière dans le saladier. Celui-là songe à l'appel des réservistes qui le menace, et pleure sur vos herbages toutes les larmes de ses paupières. Tous oublient l'addition de moutarde et de vin de bordeaux, qui font passer la chicorée la plus rebelle et la laitue la plus récalcitrante, comme une lettre à la poste.

En ce qui concerne les boissons, je serai bref. Préférez le bordeaux rouge aux vins blancs qui, le soleil aidant, vous coifferont de migraines. Si vous avez soif dans vos escalades, ingurgitez, à petites gorgées, une tasse de lait froid sucré dans lequel vous aurez jeté un petit verre de kirsch.

Je n'ai pas parlé, à dessein, du matériel des auberges. Sur ce chapitre, il faut être philosophe et ne se montrer intraitable que sur la propreté. Peu importe, après tout, que la nappe soit de fine toile et les coupes de cristal gravé ! Le pommard ne perd aucune de ses caresses dans un globelet de corne, et je sais des fourchettes d'étain qui ont piqué les plus grosses truffes du globe. »

*
* *

Un exercice modéré après chaque repas, ne peut que faciliter le travail de la digestion.

Le défaut d'un exercice régulier, d'après Chomel, est l'une des causes les plus fréquentes de la dyspepsie ; son influence sur le dérangement des organes digestifs est d'autant plus grande que le sujet a des muscles plus forts et plus aptes à supporter le mouvement.

*
* *

Certaines personnes prennent du café, de l'alcool, de la bière, et fument après leur repas.

Un mot sur chacun de ces points :

La plupart des affections du foie contre-indiquent l'usage du café ; les personnes d'une grande irritabilité nerveuse, les jeunes filles qui éprouvent si facilement des troubles cardiaques, devront s'en abstenir.

Mais ces réserves étant faites, qu'il me soit permis de proclamer bien haut la valeur nutritive et hygiénique du café.

*
* *

Sans être un moraliste chagrin, disposé à exagérer les faits acquis, pour en constituer un épouvantail, je tiens à présenter quelques observations sur les inconvénients du tabac et des boissons alcooliques :

La bonne bière est une excellente boisson ; mais la fraude a introduit dans sa fabrication une foule de substances, dont l'influence à longue échéance sur l'économie est certainement funeste. Mieux vaut donc s'en abstenir.

Cette proscription sera absolue dans les différentes formes de dyspepsies, dans le diabète et l'obésité.

On a depuis longtemps signalé les qualités toxiques de l'air des cafés. Les effets de cette atmosphère confinée, chaude et pleine de vapeurs de tabac, tiennent à la fois du vertige, de la congestion cérébrale et de l'asphyxie. Si les gens en santé n'ont rien à gagner dans un air pareil, à plus forte raison les malades, les personnes à prédisposition cérébrale, ont tout à y perdre.

L'habitude de fumer, avec excès surtout, constitue un mode d'oisiveté cérébrale qui aboutit à la longue à l'inaptitude de l'esprit et à l'irrémédiable engourdissement des facultés.

Mais ce n'est pas tout: le tabac engendre la plupart des troubles gastriques, et les aggrave ou les entretient lorsqu'ils ont évolué.

Le processus est ici des plus simples : Le

tabac a pour premier inconvénient de provoquer localement une hypersécrétion de liquides salivaires et gastriques, qui sont non-seulement perdus, sans nul profit pour la digestion, mais dont l'absence est préjudiciable aux actes ultérieurs du travail stomacal, de plus, il occasionne des contractions exagérées dans la tunique musculaire de l'estomac, et les aliments, par suite, ne sont pas suffisamment élaborés. (G. Sée).

Dans l'un comme dans l'autre cas, le bol alimentaire, incomplétement transformé, agit à l'instar d'un corps irritant, et sa présence, au lieu de produire un stimulus favorable, entraîne des désordres plus ou moins nombreux dans les voies digestives.

On cherchera donc, dans les affections du tube digestif et des voies respiratoires, à se guérir de cette funeste habitude qui n'offre aucun avantage et donne lieu à des inconvénients.

* *
*

Je ne veux pas clore ces considérations tabachiques sans protester contre les tirades des romanciers et des poëtes. Je veux bien convenir, avec Méry, que Moka et la Havane sont deux merveilleux pays qui s'associent parfois pour donner une fête au cerveau ; il est possible que pour certaines personnes, le moment où l'on raconte les plus charmantes choses, où la parole amuse le mieux l'oreille et l'esprit, soit ce moment solennel pour un estomac satisfait, où le parfum du café se mêle à celui du tabac ; mais cette excitation, même factice et passagère, ne saurait s'obtenir sans perturbation de l'équilibre organique, et si elle est trop souvent répétée, elle entraîne fatalement des désordres.

Du reste, et toutes les phrases du monde n'y feraient rien, la pensée comme la santé s'enfuient fatalement devant l'invasion des joies sensuelles ; elles sont femmes l'une et l'autre : l'odeur du tabac leur répugne ; leur palais est délicat et l'absinthe leur fait mal !...

* * *

Un mot maintenant sur l'alcool :

A la quatrième session du congrès international des sciences médicales, qui a eu lieu en 1875, à Bruxelles, les médecins de toutes les nations ont été d'accord pour admettre que l'abus de l'alcool abat, déprime et refroidit, mais qu'à dose modérée, il arrête la dégénérescence des organes, excite, ranime et rend de très grands services, même dans les maladies aiguës fébriles.

Le même congrès, dans la séance du 24 septembre 1875, a cependant tenu à restreindre le plus possible le nombre des indications de l'alcool, soit dans les maladies aiguës, soit dans les maladies chroniques... Il n'a pas hésité, dans nombre de cas, à recommander d'autres agents appartenant à la matière médicale et à proscrire l'alcool, craignant que son introduction trop fréquente en médecine ne constitue aux yeux du vulgaire un encouragement.

Ces recommandations ont d'autant plus leur raison d'être, que la consommation des alcools de mauvais goût se substitue de plus en plus à celle des alcools de provenance vinique, dont la préparation, à peu près limitée au midi de la France, peut à peine suffire aux besoins des classes riches et privilégiées. La grande généralité des liqueurs est fabriquée avec des spiritueux de mauvaise qualité, et on a le droit de considérer tout spécialement ces excitants comme des *esprits ennemis de l'esprit.*

La gastro-entérite est la conséquence la plus habituelle des abus alcooliques. Elle a été particulièrement étudiée par M. Leudet, professeur à la faculté de médecine de Rouen, dans ses diverses formes chez l'ouvrier et chez l'homme de la classe aisée. Voici les conclusions de son intéressant travail.

1° Etudiée dans les diverses classes de la société, la gastro-entérite alcoolique présente des caractères particuliers ;

2° Les lésions et les symptômes morbides peuvent se rencontrer simultanément dans l'estomac et dans l'intestin, et caractérisent la gastro-entérite. D'autres fois, les lésions frappent plus spécialement l'estomac ou l'intestin ;

3° La qualité des alcools consommés paraît contribuer moins à la pathogénie des divers accidents que le mode d'ingestion des alcooliques ; la preuve principale se tire de la nature des accidents observés chez les marchands de vins et spiritueux en gros et les débitants de liquides fréquentés par la classe ouvrière ;

4° La continuité de l'ingestion des alcooliques, sa quantité relativement modérée, sont le mode d'absorption des hommes de la classe aisée ;

5° L'ouvrier joint à cette habitude de consommation des alcooliques, celle d'ingérer momentanément et d'une manière considérable, quantité d'autres boissons ;

6° La forme de gastro-entérite, de gastrite ou d'entérite plus spéciale aux hommes de la classe aisée est la forme catarrhale, dont la durée peut être fort longue (de nombreuses années) ;

7° La forme de gastro-entérite aiguë, subaiguë ou chronique est plus fréquente dans la classe ouvrière ;

8° L'ulcère de l'estomac, fréquent chez les ouvriers, existe aussi chez les gens de la classe aisée, chez eux il affecte la forme chronique ;

9° Les troubles nerveux stomachiques et intellectuels sont habituels dans les deux catégories de malades ;

10° Les hépatites, les altérations vasculaires, sont relativement plus fréquentes et plus lentes chez les alcooliques de la classe aisée.

Ces conclusions comportent un enseignement qui ne devrait jamais être oublié.

***

Les liqueurs fermentées et distillées sont surtout contre-indiquées dans les cas de pléthore habituelle, de tempérament sanguin très prononcé, irritabilité extrême du système nerveux, prédisposition aux congestions cérébrales, idiosyncrasie hépatique assez développée pour imprimer à l'ensemble de la constitution un cachet d'imminence morbide et l'incliner aux affections aiguës et chroniques du foie, avec ou sans dyspepsie.

En dehors de ces cas, ajoute M. Lévy, par cela même qu'il est difficile d'échapper à toute occasion de stimulation alcoolique, la sagesse veut que nous y disposions nos organes, et qu'un agent qui n'est pas nécessairement nuisible ne leur devienne pas, même à des doses exiguës, une cause de perturbation et de malaise.

*
* *

Dans les premiers moments de la digestion, il est dangereux de se livrer aux travaux de l'esprit, plus dangereux encore de fêter Vénus.

Prenez de l'amour ce qu'un homme sobre prend de vin, ne devenez jamais ivrogne !...

*
* *

La sieste est une mauvaise chose : elle énerve plus qu'elle ne repose. Comme nous tenons à éloigner toutes les préoccupations, toutes les émotions violentes qui peuvent entraver la cure, nous recommandons aux malades de ne pas fréquenter les salons de jeu. C'est au moment où l'économie a le plus besoin d'un exercice modéré (après les repas), ou de repos (pendant la nuit), que le joueur, en proie à l'espérance, à la crainte, s'enferme et se livre à une occupation qui surexcite d'une façon exceptionnelle les organes de la sensibilité. La passion inique du jeu devient ainsi une des causes les plus malfaisantes de destruction physique et morale !

Il serait infiniment préférable à tous les points de vue de mieux employer les loisirs laissés par le traitement curatif, de les consacrer à la promenade, à des excursions, etc. La santé morale, de même que l'hygiène physique, ont tout à gagner à subir la salutaire influence de la flore indigène locale, dont la luxuriante végétation s'étale sur tous les points où les nécessités agricoles lui ont laissé une petite place au soleil.

* *

Employé avec modération, sans provoquer de lassitude, c'est à-dire dans des conditions réparatrices suffisantes, l'exercice, sous toutes ses formes, établira un juste équilibre entre toutes les fonctions.

La gravelle urique, la goutte, la glycosurie,

l'obésité, ont été guéries ou considérablement
atténuées par les effets de l'exercice et du
régime combinés.

Nul doute aussi que les affections nerveuses si nombreuses, qui trouvent leur source
dans une existence sédentaire ou mondaine,
ne soient susceptibles de ressentir une amélioration sensible de tout ce qui peut augmenter l'activité des fonctions organiques.

Le jeu de billard, qui occupe le système
musculaire presque en entier, est un excellent
exercice.

Il est bien entendu que nous ne parlons pas
des parties de billard qui se font dans les esta-
minets enfumés, où l'on respire un air vicié
de toutes les façons.

***

Il y aurait un inconvénient sérieux à se
livrer à des mouvements trop violents dans
les maladies des organes du bassin : les longues excursions, la fréquentation assidue des
bals, des soirées, entraînent fatalement des
exacerbations inflammatoires, des phénomènes douloureux et fluxionnaires du système
utéro-ovarien.

Il est bon que la vie calme et régulière des
eaux soit traversée par quelques diversions,

mais, la prudence doit prévenir les excès, et les soirées dansantes ou autres ne devront jamais faire une brèche profonde dans la nuit. Quels tristes lendemains laisse le bal folâtre !...

L'influence bienfaisante du sommeil est nécessaire à toute l'économie : chaque réveil est une éclosion nouvelle à la vie.

Le sommeil rétablit l'équilibre des organes, réduit les prises du monde extérieur sur l'organisme ; en ralentissant les fonctions de plasticité, il diminue la consommation ; en amortissant l'action du cerveau, il met pour un certain temps la vie nutritive à l'abri de mille causes de perturbation qui sont d'origine intellectuelle et morale....

*
* *

Nous nous en tiendrons à ces quelques conseils ; ce serait beaucoup si chaque malade voulait en tenir un compte sérieux.

L'hygiène, en effet, est le plus puissant correctif des dispositions morbides. Aussi, la génération médicale actuelle, instruite par le passé, insiste-t-elle d'une façon particulière pour que l'on cherche « dans le choix du milieu et des aliments offerts à l'organisme, dans la direction donnée à ses actes, un

préventif contre les maladies aiguës ou accidentelles, un modificateur de ces innéités
morbides, qui contiennent en germe presque
toutes les maladies chroniques ou constitu-
tionnelles. »

LE HAMMAM VAPORIFÈRE

DE LA RUE BURNOL

J'ai parlé plus haut des précieux services que nous rendent les établissements hydrothérapiques, installés depuis quelques années à Vichy ; mais je dois une mention spéciale au Hammam, fondé par M. Perrin, dans des conditions de luxe, d'hygiène et de confortable, qu'on ne rencontre qu'exceptionnellement.

C'est sur l'emplacement de l'ancien théâtre des Variétés qu'a surgi comme par enchantement cette maison modèle, qui comble les dernières lacunes du traitement de Vichy. On y rencontre, il faut le reconnaître, toutes les médications accessoires qui peuvent parfaire la cure alcaline.

Je dirai plus : avec les ressources nombreuses dont il dispose, avec l'action séparée ou combinée de l'eau, de la vapeur et de l'électricité, avec ses opérations multiples (massage, pulvérisations, douches, inhalations, fumigations, etc., etc.), cet établissement mérite à lui seul d'attirer toute une catégorie de malades, en dehors même du traitement de Vichy. C'est ce qui explique sa vogue croissante et l'obligera probablement plus tard à s'agrandir encore.

Voici d'ailleurs la nomenclature des opérations qui se pratiquent au Hammam ; elle justifiera pleinement les éloges qui précèdent :

Bains d'eau douce, Bains de luxe et aromatiques, tels que Bains de lait, de son, de fécule, de Pennès, etc.

Bains gélatineux, alcalins, sulfureux, de tannin.

Douches en jets, en cercle, en pluie, à percussion, alternées, écossaises, ascendantes, de siége, etc.

Irrigations et injections continues.

Bains de sudation (vapeur sèche), pris dans un lit, la tête complètement libre, système Lefebvre, approuvé par l'Académie de Médecine de Paris.

Bains médicinaux de sudation et fumigations.

Douches de vapeur sèche.

Douches médicamenteuses.

Bains de vapeur (étuve sèche).

Bains de vapeur (étuve humide).

Ces derniers pouvant servir également à l'absorption de matières aromatiques ou médicamenteuses.

Inhalations médicamenteuses ou aromatiques (absorption pulmonaire).

Petites douches (système Lefebvre).

Inhalations d'oxygène.

Pulvérisations d'eaux minérales.

Bains électriques pris dans l'eau, avec courants induits.

Electrisation sèche, partielle ou totale (avec les courants induits ou continus).

Je ne puis que donner des renseignements écourtés au sujet de quelques-unes de ces opérations, les proportions de cet ouvrage ne me permettant pas de leur consacrer de longs développements.

Les bains de tannin, analogues à ceux qui fonctionnent avec tant de succès faubourg Montmartre, à Paris, sont spécialement indiqués dans les affections utérines et vaginales, surtout la métrite du col, la leucorrhée, chez les chlorotiques en particulier, lorsqu'il existe un état d'atonie générale.

Je les ai prescrit encore avec un réel profit chez certains diabétiques anémiés, à tissus flasques et irritables ; chez des sujets lymphatiques, dont la peau présentait facilement des dermopathies érythémateuses, etc.

Les bains de vapeur pris sur un lit couvert d'une toile imperméable, sont surtout utiles dans la goutte, le rhumatisme, les arthrites chroniques, l'hydarthrose, certaines névralgies, surtout la sciatique, l'obésité ; dans l'ictère, pour favoriser l'élimination des produits biliaires ; dans divers engorgements des viscères abdominaux, pour favoriser le fonctionnement de la peau, surtout les sécrétions sudoripares, etc.

Je me contente d'énumérer les principales indications. L'appareil Lefebvre, adopté au Hammam, offre les avantages suivants :

1º Il distribue la chaleur et la vapeur, autour du malade, avec une égalité et une régularité parfaites. En effet, ce n'est pas d'un point unique que part la vapeur, comme dans les autres appareils, mais bien de tous les points à la fois, distribuée qu'elle est par les tubes creux, percés de petits trous, qui constituent la cage de l'appareil.

2º Cette diffusion de la vapeur, ainsi universellement distribuée, ne nuit en rien à l'élévation de la température, car on peut la porter, comme dans l'étuve, à 80 degrés centigrades, sans aucune condensation de la vapeur.

3º Comme l'appareil, enveloppé d'une forte toile, présente, sur chacun de ses côtés, de

12

larges manches, on peut introduire, par les
ouvertures, la main ou tel appareil que
l'on juge convenable, de façon à faire
au malade, pendant la douche, des frictions ou des applications sur un point du
corps déterminé. De là un autre avantage, c'est
qu'on peut couvrir la peau, de telle ou
telle région, du médicament dont on veut
obtenir l'absorption. En outre, les matières
solubles ou volatilisables, comme le cam-
phre, le goudron, le genièvre, la térébenthine, l'iode, la créosote, les sulfures, l'ammoniaque, la valériane, l'euca-
lyptus, le thymol, le coaltar, etc., peuvent
être entraînés par la vapeur et compléter son
action.

4° Cet appareil permet au malade, s'il a
l'usage de ses mains, de régler à son gré la
température du bain de vapeur, ce que peuvent faire, avec facilité, le malade en étant
empêché, les personnes qui l'entourent, car il
s'agit seulement de faire fonctionner un robinet graduateur.

5° Le lit du malade n'est jamais mouillé,
grâce aux dispositions de l'appareil. Jamais
il n'y a projection de l'eau chaude que laisse
déposer la vapeur : cette eau gagne en effet

un point déterminé et s'échappe dans un vase destiné à la recevoir.

6º Nul refroidissement ne peut frapper le malade pendant l'opération, car l'air extérieur ne peut pénétrer dans l'appareil toujours clos.

7º Le malade ne peut jamais être brûlé, comme cela est arrivé dans certains appareils; il respire l'air extérieur et non chargé de vapeur pendant toute la durée de l'opération; il peut, pendant le même temps, se désaltérer sans courir la moindre chance de refroidissement.

8º Enfin, il est possible, avec cet appareil, de recueillir la sueur qui baigne le corps du malade, pour permettre l'examen de ce produit de sécrétion.

Ce sont là des avantages inappréciables, qu'il suffit de signaler pour en faire ressortir toute la portée, surtout lorsque j'aurai dit que des réductions du grand appareil permettent d'administrer toute espèce de douches locales sur les yeux, le nez, les oreilles, sur n'importe quel point du corps qui demande à être traité directement. Les inflammations chroniques de la muqueuse nasale, oculaire, de l'isthme du gosier, les névralgies faciales, certaines maladies de la peau, en particulier l'acné, sous toutes ses formes et même l'eczéma, que nous rencontrons fréquemment dans la clientèle de Vichy, deviennent ainsi tributaires de cette médication.

Je n'ai eu qu'à me féliciter, à diverses reprises, de l'usage des petites douches amylacées, dans ces derniers cas. J'ai vu en particulier des eczémas rebelles, à sécrétion abondante, des couperoses à comédons très saillants, avec apparence varioloïque, êtres amendés très rapidement. Ce traitement externe ajoute de la sorte ses heureux effets à ceux de l'usage de l'eau minérale en boisson et en bains.

C'est d'ailleurs le procédé adopté à l'hôpital Saint-Louis, par M. Ernest Besnier, le plus éminent des spécialistes français pour les maladies de la peau.

La suppression de la transpiration cutanée est un des symptômes caractéristiques de l'attaque de goutte. C'est au point qu'un grand nombre de goutteux sont avertis de l'imminence de ces attaques par un sentiment tout particulier de sécheresse et d'aridité vers la peau, laquelle semble ne plus fonctionner.

Quand on réfléchit à la quantité de matières

salines ou autres qui s'échappent par la
transpiration, on comprend que la rétention
de ces mêmes matières au sein de nos tissus
doive modifier profondément la composition
des humeurs et par suite n'être pas étrangère
au plus ou moins de gravité des manifestations
goutteuses.

On conçoit dès lors combien il est utile
d'entretenir le bon fonctionnement de la peau.
C'est surtout lorsqu'il existe de la gravelle
urique qu'on aurait tout avantage à obtenir
de l'excrétion tégumentaire, dont les organes
sont si *patients,* tous les résultats thérapeutiques qu'ils peuvent donner.

Pourquoi ne pas agir sur les millions de
glandes qui existent à la surface du corps
humain, alors surtout que le rein, l'organe
délicat par excellence, est déjà malade ?

Pourquoi lui donner un surcroît de travail,
alors que les glandes sudoriques se prêtent si
bien à l'élimination de la plupart des produits,
qui existent normalement ou pathologique-
ment dans l'organisme ?

L'étuve sèche me paraît tout particulièrement propre à atteindre ce but. Avec elle, la
peau ne s'humecte que par la sueur, qui est
presque aussitôt vaporisée, tandis que dans

l'étuve humide, la vapeur d'eau se condense à la surface de la peau, l'air est promptement saturé et la sueur ne s'évapore point; il se produit même des phénomènes assez pénibles : oppression, anxiété, palpitations, etc.

* *

Qu'il s'agisse des bains ou des douches de vapeurs, de l'étuve sèche ou humide, nous veillons avec le plus grand soin à ce que le calorique soit dosé suivant les indications fournies par l'âge, le tempérament, l'état des forces, la nature, l'état aigu ou chronique de la maladie, etc.

En surveillant le système circulatoire et le système nerveux, en graduant les effets de la température, on obtient facilement la tolérance, sans aucun de ces mécomptes qui découragent parfois les malades.

Et qu'on n'aille pas croire que le mieux obtenu soit acquis péniblement ou coïncide avec un affaiblissement notable. Les premiers essais laissent sans doute après eux un peu de lassitude ; mais cette dépression ne persiste pas, parce que, en dehors de l'assuétude qui s'établit, il y a un contrepoids sérieux, c'est la modification générale qui s'établit dans tout le fonctionnement de l'organisme.

L'appétit est meilleur, l'assimilation plus complète, la digestion plus parfaite à tous les points de vue. La douche froide vient en outre ajouter à ces heureux effets son influence tonique et régénératrice, dans le sens le plus large du mot.

Il en résulte un consensus d'actions multiples, dont le résultat final est une rénovation complète de l'économie.

Ici, la théorie doit céder le pas à la clinique et s'effacer devant le fait brutal, qui s'impose à l'égal d'un chiffre, à l'égal d'une vérité primordiale.

Il suffit d'avoir assisté à la transformation qui s'opère, en quelques jours, dans l'état d'un goutteux obèse par exemple, pour s'incliner avec la foi du Savoyard.

On voit nombre de ces malheureux, à la démarche impotente, au pas traînant, incapables de monter deux étages ou de faire quelques centaines de mètres, sans être essoufflés, revenir promptement à la vie commune, retrouver leurs jambes et leur énergie. Le poumon, le cœur, le cerveau lui-même, se dégagent en quelque sorte.

Le tissu adipeux qui constitue une surcharge nuisible est remplacé par du muscle.
La circulation veineuse abdominale, celle
surtout de la veine porte, qui devient souvent
si défectueuse avec l'âge, se régularise d'une
façon appréciable.

Sans doute les transformations anatomiques
opérées par une longue habitude, par suite
des irrégularités et des vicissitudes du travail
digestif, ne sont pas modifiées au fond ; rien
ne saurait les atteindre ; mais, en revanche,
on voit disparaître divers empâtements obs-
curs des replis péritonéaux, des nodosités
extra-viscérales qui se sont développées insensiblement et ont pu faire croire à des tumeurs
de mauvaise nature. A plusieurs reprises,
j'ai vu des confrères croire en pareille occurrence au début d'un cancer et reconnaître
avec plaisir leur erreur, en voyant ces saillies
mal délimitées et les troubles fonctionnels à
caractères vagues, qui les accompagnent,
disparaître complètement sous l'influence de
la cure complexe de Vichy.

Ce n'est pas là un mince résultat, lorsqu'on
songe que ces malades se plaignent continuellement du ventre.

Il y a toujours quelque chose qui laisse à

désirer de ce côté ; ce ne sont pas seulement des douleurs sourdes qu'ils accusent ; les phénomènes douloureux peuvent devenir paroxystiques et faire croire à des coliques hépatiques ou néphrétiques.

Pour mon compte, plus mon expérience s'accroît, plus je persiste à croire que le système veineux abdominal est le point de départ d'une foule de malaises et de désordres, auxquels nous sommes toujours embarrassés de donner une étiquette.

La pathologie hépatique et intestinale est encore fort obscure. Raison de plus pour avoir recours, même empiriquement, à des médications qui paraissent rétablir l'équilibre rompu et s'accompagnent d'une amélioration aussi réelle que persistante.

PROPRIÉTÉS
DES EAUX DE VICHY

Pour se rendre compte de l'action complète des eaux de Vichy, il faudrait d'abord connaître tous les éléments qui les constituent, et ensuite rechercher leur influence sur l'économie. En l'état actuel de la science, il serait complètement impossible de déterminer exactement le rôle de chacune de ces substances. Nous ne savons pas quelles sont les réactions ultimes, les transformations définitives de tous ces composants.

La chimie nous facilite certainement la compréhension de quelques phénomènes physiologiques; elle peut nous servir de fil conducteur pour nous reconnaître dans le dédale des modifications matérielles et connexes de la matière vivante, mais elle ne saurait nous dévoiler complétement le secret de la vie: il se trouve bien plutôt dans les révélations quo-

tidiennes de la clinique, dans l'interprétation
des faits, accumulés en suffisante quantité pour
commander la conviction.

C'est un procédé anti-médical que de vouloir, d'après une simple analyse chimique,
conclure aux propriétés thérapeutiques d'une
eau minérale. Ce système aurait pour résultat
de rendre nulle et non avenue l'observation
médicale proprement dite et d'annihiler l'expérience des siècles. Il serait du reste complétement infidèle, puisque nos eaux contiennent
certainement des principes, organiques ou
autres, dont l'analyse n'a pu révéler l'existence.

Certains phénomènes produits par les eaux
échappent invinciblement à l'explication, et il
en sera probablement toujours ainsi, malgré
les progrès que l'avenir nous tient en réserve.

**

Après tout, comme on l'a fait remarquer,
la solution de ce problème: Comment agissent les eaux de Vichy? n'est nullement exi-
gée en médecine. Car, chose remarquable, les
médicaments dont l'effet est le plus constant,
le plus certain, sont précisément ceux dont le
mode d'action est en même temps le plus
obscur, le plus incompréhensible. Exemples:

Le quinquina, l'opium, le mercure, le vaccin
et tous les autres spécifiques. Nous ne vou-
drions donc pas conclure de l'expérience du
laboratoire à l'affirmation physiologique, de
l'expérience physiologique chez l'animal à
l'application thérapeutique chez l'homme ;
mais il y a certaines données qui appellent
l'attention de l'observateur et que nous n'a-
vons pas cru devoir passer sous silence.

*
* *

On a recherché isolément les effets du bicarbonate de soude, du fer et de l'arsenic sur
l'organisme. Ces principes prédominent dans
les eaux de Vichy. Sans oublier, je le répète,
qu'on ne peut pas considérer les eaux alcalines comme un simple mélange de matières
minérales, il est cependant intéressant de voir
si l'expérience se trouve d'accord avec la clinique. Le bicarbonate de soude a toujours été
le point de mire, la base de toutes les discussions.

Quelques médecins prétendent que son
usage entraîne des symptômes d'appauvrissement, de dénutrition générale. D'autres
affirment, au contraire, après s'être servi du
compte-globules Malassez, qu'après l'usage
des eaux de Vichy, il existe presque toujours

une augmentation des hématies, une tendance à l'élévation du poids.

Pour ces derniers, la régression sanguine résulte de l'éveil provoqué d'un processus morbide apparent ou larvé ; les alcalins interviennent comme stimulants de l'activité circulatoire, et précipitent l'évolution pathologique. Or, toute maladie interstitielle aboutit à la déglobulisation, à l'hydrémie. Par conséquent, les eaux alcalines ne sauraient être directement incriminées.

D'autre part, tous les médecins de Vichy affirment aujourd'hui que la nutrition générale est avantageusement modifiée par une cure thermale, qui ne comporte pas de contre-indication.

Où se trouve donc la vérité ? Faut-il mettre en doute les expériences qui ont été faites et considérer, comme intéressées et mensongères, les déclarations des hommes honorables qui déclarent que nos eaux sont reconstituantes (à leur manière), en facilitant l'assimilation des principes immédiats.

Je crois qu'il est facile de tout concilier :

Les premiers expérimenteurs n'ont eu à observer que les effets du bicarbonate de soude, et ils l'ont administré à assez forte

dose; les seconds, tout en ayant donné le bicarbonate de soude à dose moindre, soit une
moyenne de 5 grammes par litre d'eau et par
jour, ont eu à tenir compte des autres composants qui entrent dans les eaux de Vichy.
Le fer et l'arsenic, pour ne citer que ces deux
principes, contrebalancent nécessairement
l'action altérante du sel alcalin. Ajoutez à
cela une amélioration nutritive très-notable,
une activité plus grande de la muqueuse
stomacale, une assimilation plus rapide et
plus complète, une stimulation profonde et
palpable de toutes les fonctions, se traduisant par un bien-être universel, et la confiance fera rapidement place à la crainte.

Un fait capital ressort de ce qui précède :
c'est la nécessité des petites doses d'eau de
Vichy. Nous les avons déjà préconisées et la
pratique thermale tend, de plus en plus, à
confirmer ce mode thérapeutique.

**

Nous avons parlé ailleurs des effets et des
applications du fer ; nous n'y insisterons donc
point, mais nous tenons à signaler les effets
physiologiques de l'arséniate de soude, qui se
rencontre à la dose de 0 gr. 002 à 0 gr. 003
par litre dans quelques sources.

» Ce sont les sources *Mesdames*, *Lardy*, *Sainte-Marie, Sainte-Elisabeth* et la nouvelle source des *Célestins* qui contiennent les plus fortes proportions d'arséniate de soude.

Nous avons dit arséniate de soude, quoi qu'il ne soit pas bien sûr que l'arsenic s'y rencontre sous cette forme; mais ce qu'il y a de sûr, c'est que le sel arsenical contenu dans les eaux de Vichy, quelle que soit sa nature, et probablement à cause de sa dilution, est parfaitement toléré.

Ce médicament veut être administré à dose très faible pour être toléré. De la sorte, il ne produit que de bons effets, augmentation de la soif, de l'appétit, de la sécrétion salivaire, et il ne provoque aucun des inconvénients qui résultent d'un usage excessif ou trop prolongé, révolte de l'estomac, nausées, vomissements, évacuations alvines, etc.

C'est qu'en effet l'action curative de l'arsenic se continue; ses effets s'accumulent par la lenteur de son élimination.

Par suite de l'action modératrice de l'agent arsenical sur la nutrition, on constate:

1.º *Un certain degré d'embonpoint:* les substances hydrocarbonées, n'étant pas brûlées complétement, s'accumulent à l'état de graisse dans le tissu conjonctif;

2° *Une plus grande résistance à la fatigue:* l'arsenic diminuant les combustions, le muscle *respire moins*, devient plus lentement acide et peut de la sorte travailler plus longtemps;

3° *Une facilité plus grande de la respiration:* les dilatateurs de la poitrine participent à la diminution de fatigue des autres muscles et fonctionnent mieux;

4° *La fraîcheur du visage:* la coloration plus rosée des téguments est la conséquence naturelle de la coloration plus rouge du sang.

* *

L'arsenic vient donc seconder très-heureusement l'action principale des eaux. Comme il se localise dans divers parenchymes, notamment dans le foie et la rate, il intervient d'une façon très-profitable pour faire disparaître les désordres qui accompagnent les fièvres intermittentes. Sous l'influence du traitement thermal (à la fois alcalin, ferrugineux et arsenical) secondé par une alimentation réparatrice, la rate diminue de volume, les intumescences du foie disparaissent, l'organisme revient à l'état normal, les accès s'éloignent et la guérison est souvent complète.

A mesure que l'arsenic est absorbé en plus grande proportion, la quantité de sucre fourni par le foie diminue : son action ne peut donc que donner de bons résultats dans le diabète.

Il agit en outre sur les reins, sur la peau, sur les muqueuses et les glandes, qui sont ses voies naturelles d'élimination.

Ce court aperçu, sur lequel nous ne saurions insister sans éviter les aridités de la chimie et sans sortir de notre cadre, suffira, je l'espère, pour donner une idée de l'importance de cet élément, dont on ne tient pas assez compte dans les considérations sur les eaux de Vichy.

*
* *

Les anciens médecins ont pu considérer les eaux de Vichy comme laxatives, à une époque où les prouesses, les excès de boisson étaient en honneur, mais aujourd'hui qu'il est d'usage de s'en tenir aux petites doses, on remarque que les déjections alimentaires sont, au contraire, généralement plus plastiques. Le début du traitement peut même être marqué par une constipation opiniâtre. Il sera bon, dans ces cas, de faire intervenir, dans l'alimentation, des aliments laxatifs, tels que des pruneaux; on pourra encore prendre 3o à 40 centigrammes de rhubarbe en poudre dans la première cuillerée de potage, au repas du soir, ou avoir recours, le matin à jeun, à une eau purgative, Montmirail ou Hunyadi, un verre chaque fois. On mêle quelquefois des potions laxatives à l'eau de Vichy; j'aime mieux, pour mon compte, administrer chaque chose séparément.

**

On ne saurait attribuer à l'action des eaux de Vichy les désordres intestinaux qui sont liés à certaines influences météréologiques, telles que les orages, ou bien aux constitutions diarrhéiques qui règnent souvent, à l'époque des grandes chaleurs. Il est au contraire prouvé que nos eaux régularisent la circulation abdominale et que leur action s'étend à tous les organes situés au-dessous du diaphragme.

**

On a cherché à formuler la spécialité d'action de diverses sources, en disant que la *Grande-Grille* s'administre dans les affections digestives, les engorgements du foie et de la rate, les obstructions viscérales, les calculs biliaires; que la source de l'*Hôpital* est

indiquée dans des cas analogues; mais que,
moins excitante, elle convient mieux aux personnes délicates et nerveuses, etc.; que le
Puits-Chomel se prescrit dans le catarrhe
pulmonaire, la dyspepsie nerveuse, l'impres-
sionnabilité des bronches; que les *Célestins*
sont salutaires dans les maladies des reins et
de la vessie, la gravelle, les calculs, le diabète;
que la source d'*Hauterive* répond à des indications analogues; que les sources *Lardy* et
Mesdames, en raison de leurs principes ferrugineux, conviennent dans l'appauvrissement
du sang, la chlorose et ses complications, les
convalescences difficiles, etc. Toutes ces dis-
tinctions ont peu d'importance et sont peu
fondées; en dehors de la température et des
idiosyncrasies, on peut dire que les appro-
priations distinctes, auxquelles le public tient
tant, sont plutôt apparentes que réelles.

C'est si vrai que certains dyspeptiques ne
supportent pas l'eau de l'*Hôpital*, et digèrent
à merveille celle de la *Grande-Grille,* qui est
pourtant plus excitante. Certaines gravelles
subissent des recrudescences douloureuses et
inflammatoires sous l'influence des *Célestins*,
et l'on évite ces accidents par l'usage des
autres sources, etc.

La grande question est donc d'arriver à la tolérance; ce serait agir à la légère et s'exposer à de cruelles déceptions, que de vouloir assigner la même source à tous les malades, dans les mêmes affections. La thérapeutique en général, la thérapeutique minérale en particulier, serait trop facile, si chaque maladie avait son casier et son traitement parfaitement défini d'avance. Il suffirait alors de plonger dans le sac aux recettes, et le premier venu n'aurait qu'à tendre la main pour acheter de la santé. Malheureusement, les choses ne se passent pas ainsi, et le savoir ne suffit pas toujours pour reconnaître les susceptibilités particulières et déjouer les complications qui peuvent en être la suite.

* *
*

A mesure que nous étudierons les maladies traitées à Vichy, nous chercherons à démêler le mode d'action des eaux, dans chacune de ces affections, mais nous pouvons dire, dès à présent, qu'elles s'approprient exceptionnellement à différents états morbides de l'appareil biliaire; elles tendent à régulariser les sécrétions vicieuses ou insuffisantes de la glande hépatique, à rendre à la bile ses qualités normales et donnent aux organes excréteurs une tonicité nouvelle.

La lithiase biliaire est toujours heureusement et rapidement modifiée ; une seule cure peut suffire pour prévenir les horribles crises qui en sont la manifestation principale. Les sécrétions reprennent leurs cours, et les sens, devenus plus actifs, plus vivants, annoncent le retour à la santé et la réalisation du rêve caressé !

L'apparition de phénomènes douloureux et même de coliques hépatiques ne doit pas décourager les malades : Elle est l'indice d'un travail éliminatoire nécessaire.

Les eaux de Vichy ont été employées avec plus ou moins de succès, dans un certain nombre d'affections cutanées de cause interne ou consécutives aux maladies que l'on traite habituellement à Vichy. Elles pourraient devenir bien plus largement tributaires de la médication alcaline.

J'ai publié en 1878 un travail intitulé : *Contribution à la thérapeutique de quelques dermatoses de nature arthritique*. Il contenait vingt observations personnelles et le résumé d'une vingtaine d'autres observations empruntées à divers autres auteurs.

Mon but avait été de prouver, après l'école de Bazin, que si les arthritides sont heureusement modifiées par l'usage des alcalins *intus* et *extra*, elles le sont également par les eaux de Vichy,

Depuis, j'ai rapporté en 1880, à la Société de Thérapeutique de nouvelles preuves des bons effets des eaux bicarbonatées sodiques, en pareil cas. (In 8°. — Typ. Hennuyer. *Extrait des Bulletins de la Soc. de Thérapeutique.*)

J'avais pensé, avec quelque raison, j'ose le dire, que des questions aussi controversées que l'arthritis, ne pouvaient se juger et s'imposer que par l'accumulation des faits.

Reléguant donc au second plan les théories et les systèmes, pour donner une part prépondérante à la clinique, j'ai continué à traiter sans parti pris, mais avec la plus grande attention, toutes les arthritides qu'il m'a été donné de rencontrer. Ce que j'ai constaté est tout en faveur de la médication alcaline et m'engage, tout en la prônant, à me rallier de plus en plus à la classification constitutionnelle des maladies de la peau, si large et si féconde.

La confusion qui existe encore sur ce point vient de ce que les adversaires de l'arthritis s'obstinent à ne voir que les formes articulaires

de la goutte et du rhumatisme, au lieu de
remonter au point de départ, au lieu de s'attacher aux états intermédiaires, aux formes
frustes, aux symptômes précurseurs, qui
appartiennent aussi bien à la goutte qu'au
rhumatisme, aux transformations héréditai-
res, etc.

Il est impossible en effet de ne pas donner
un nom à cette série de caractères initiateurs,
sous lesquels se cachent aussi bien la goutte
que le rhumatisme ; il est encore plus impossible de ne pas faire appel à une médication
offrant des garanties et capable de conjurer les
menaces que l'avenir tient en réserve.

Pour un œil observateur, le mal s'accuse
dès l'enfance et il est facile d'en suivre les
traces jusqu'au jour où le voile se déchire,
jusqu'au jour où s'opère la scission.

Voici l'histoire de quelqu'un qui me touche
de très près : né d'une mère phthisique, il fut
sujet dans son enfance à des épistaxis à répé-
tion ; plus tard, après vingt ans, des migraines
fréquentes succèdent à ces hémorrhagies ; le
patient renonce au thé, au café, aux boissons
alcooliques, il mène une vie très régulière à
tous les points de vue : ses migraines disparaissent comme par enchantement, mais en

revanche ses tempes et sa tête se recouvrent
d'acné pilaris. L'éruption est combattue;
aussitôt l'estomac devient le siége d'une gas-
,tralgie très pénible, avec nausées reflexes,
vomituritions même, à la vue de certains mets
ou en respirant certaines odeurs. Aujourd'hui
des coryzas assez intenses coïncident avec
divers malaises du tube digestif; le bromure
de potassium et la belladone, joint aux eaux
de Vichy, ont produit un peu de mieux, mais
l'imminence morbide persiste, et le patient,
qui a tous les attributs qu'on est convenu de
reconnaître aux arthritiques, se demande parfois ce qui l'attend finalement. Il a eu déjà
quelques douleurs erratiques dans diverses
articulations, d'autre part, ses urines ont pré-
senté transitoirement deux ou trois fois de la
gravelle urique, à la suite de fatigues prolon-
.gées.

Il n'existe en réalité aucun indice certain pour
se faire une conviction. Je n'en vois pas du
moins pour mon compte et je serais fort aise
que quelqu'un put lui apprendre quel sera
son sort. Sera-t-il Dieu, table ou cuvette ? Je
l'ignore ; mais tout fait supposer qu'il abou-
tira tôt ou tard, soit à la goutte, soit au rhumatisme. En attendant, il fait son possible

pour retarder l'échéance, et pour cela, met à profit les eaux alcalines et les prescriptions les plus rigoureuses de l'hygiène.

S'il n'est pas toujours possible de triompher d'un danger, il est encore facile de l'ajourner et surtout d'en atténuer les conséquences. C'est déjà beaucoup et l'on serait répréhensible de ne pas en tenir compte.

RÉFUTATION DE LA PRÉTENDUE CACHEXIE CONSÉCUTIVE À LA CURE DE VICHY

C'est à l'imagination si brillante de Trousseau (on a même ajouté à l'intérêt qu'il portait à Pougues), qu'est due, en grande partie, l'*invention* de la cachexie alcaline. Ce dossier de préventions n'est resté que trop longtemps suspendu, comme une sorte d'épée de Damoclès, au-dessus de la célèbre station.

Quelques médecins acceptent encore aujourd'hui cet antique préjugé et considèrent le traitement alcalin comme un véritable épouvantail. Les protestations n'ont cependant pas manqué, mais il est nécessaire de revenir à la charge, pour les aveugles qui ne veulent pas voir, pour les sourds qui ne veulent pas entendre.

C'est ce que je vais essayer de faire, avec la conviction de combattre une erreur dont les effets préjudiciables ne se sont que trop long-temps prolongés.

M. Mialhe écrivait, il y a déjà bien des années, que si l'augmentation des éléments alcalins dans l'économie peut donner lieu à quelques accidents, leur diminution a une influence plus fâcheuse encore sur les principales fonctions de l'organisme : l'oxygénation, la circulation, la nutrition, etc. Il pense que l'excès d'alcalinité, qui n'est que l'exagération de l'état normal, est moins à redouter que l'excès d'acidité. Du reste, on a pu observer, dans plusieurs circonstances, qu'une grande partie du bicarbonate de soude, ingéré en excès, échappait forcément à l'absorption et allait se perdre dans les déjections alvines. Est-ce à dire qu'on peut impunément boire des doses immodérées d'eau de Vichy ? — Non, certainement, et du temps de Petit, époque des excès, on a dû certainement observer de nombreux accidents.

Un rein déjà malade ne saurait être impunément chargé d'éliminer quotidiennement plusieurs litres de liquide. Ce n'est pas tout : il faut encore faire la part des contre-indica-

tions, de l'état hydrémique, par exemple, de
certaines affections du cœur, dont l'influence
nocive sur l'économie échappe au contrôle
médical et poursuit ses ravages en dehors de
toute direction. Beaucoup de malades veulent
se soigner eux-mêmes, sans consulter personne. Ils sont parfois victimes de leur incurie, mais il y aurait une réelle injustice à attribuer au traitement alcalin ces résultats désas-
treux.

Sans doute, pour l'eau de Vichy, comme
pour tout médicament, il ne faut y avoir
recours qu'à dose thérapeutique ; mais il faut
avant tout, pour pouvoir frapper juste, n'agir
que sur des organismes vraiment susceptibles
de bénéficier de cette énergique médication.

Je ne connais qu'une circonstance vraiment
affaiblissante à Vichy ; c'est l'abus des bains
trop chauds et trop prolongés, que certains
malades continuent régulièrement, de leur
propre initiative, pendant trois semaines ou
un mois. La déperdition qui en résulte n'est
pas suffisamment contre-balancée par le
mieux obtenu du côté du tube digestif et de
la nutrition générale.

Il faut aussi faire la part des séductions de
toute nature, qu'à Vichy, plus qu'ailleurs

peut-être, rencontrent les malades : ce sont là trop souvent des causes de dépression et d'affaiblissement dont il faut tenir compte.

Quant à la clinique qui repose sur des faits bien observés, elle nous dit bien haut qu'il n'y a pas, qu'il ne saurait y avoir d'accidents cachectiques consécutifs à une cure *rationnelle, bien indiquée et bien dirigée*. Il conviendrait donc de rompre définitivement en visière avec ce sentiment de méfiance, pour ne pas dire de terreur, que Trousseau a malencontreusement contribué à développer au sujet de la médication alcaline.

Il serait d'autant plus juste de le faire, que des observateurs très consciencieux, MM. Pupier et de Lalaubie, ont montré récemment, au moyen des appareils de Malassez ou des procédés de Hayem, que l'eau de Vichy, administrée à doses thérapeutiques, et dans des conditions qui ne perturbent pas les fonctions organiques, élève, d'une façon très appréciable, le niveau globulaire. M. de Lalaubie n'a opéré, à dessein, que sur des malades anémiques, au commencement de leur cure, que l'anémie fut simple ou liée à des affections justiciables de Vichy. Après s'être entouré de toutes les garanties de sécurité, il

a toujours constaté une augmentation globulaire. Celle-ci a varié de 219,625, comme minimum, à 1,568,750, comme maximum.

De pareils résultats sont décisifs: en effet,
si l'usage de l'eau de Vichy ne détermine pas
un état hypoglobulique, chez des malades dont
le sang était déjà altéré, peut-elle faire courir
un danger d'anémie, de cachexie, à ceux dont
le sang est dans des conditions à peu près nor_
males, à ce point de vue?

Poser la question, c'est la résoudre.

Des expériences entreprises par MM. Martin Damourette et Hyades, en mai 1880,
prouvent également qu'il se produit, sous
l'influence des alcalins, une augmentation du
chiffre des globules rouges du sang, que ceux-
ci sont des agents trophiques qui activent la
nutrition, en la perfectionnant dans toute la
série des actes qui la constituent, en élevant,
notamment, le chiffre des globules sanguins
et en favorisant la désassimilation, comme
l'attestent l'augmentation de l'urée et la diminution de l'acide urique des urines.

Le second fait qui se dégage avec la plus
grande netteté des expériences de ces observateurs, c'est l'énorme diminution de l'acide
urique, sous l'influence de l'eau de Vichy,

même à la faible dose d'une demi-bouteille par jour. Comme, d'autre part, l'eau alcaline augmente les urines et assure l'élimination des urates, on comprend que les alcalins soient un admirable préventif des attaques de goutte et de gravelle, lorsqu'on sait y recourir en temps opportun.

MM. Martin Damourette et Hyades ont soin de faire remarquer l'importance qui s'attache au choix de l'alcalin, et à son dosage, au point de vue des effets nutritifs à obtenir. Leurs expériences démontrent que l'eau minéralisée doit être préférée au bicarbonate de soude, pour un traitement d'une certaine durée. Elles établissent en outre que, sans dépasser la dose d'une demi-bouteille d'eau de Vichy par jour, ils ont obtenu toutes les modifications utiles contre les maladies de la nutrition.

« C'est une erreur, ajoutent-ils en terminant, de croire que les eaux de Vichy sont débilitantes et contre-indiquées chez les anémiques, dont, au contraire, elles favorisent merveilleusement la reconstitution, quand elles sont employées dans une juste mesure. »

Quand il s'agit d'une médication aussi complexe que celle de Vichy, les théories doivent être reléguées au second plan et s'effacer devant les faits,

Si *une* observation bien prise s'impose à l'égal d'un chiffre, à plus forte raison doit-il en être ainsi lorsqu'il s'agit de l'observation *accumulée*, de l'expérience patiente de toute une génération de médecins.

Or, depuis un quart de siècle, les deux ou trois cents médecins qui ont passé à Vichy ont été unanimes à reconnaître l'action favorable de nos eaux sur la nutrition générale. Mais ce ne sont pas seulement les médecins qui exercent près de nos thermes, dont le témoignage doit être invoqué; il faut encore s'en rapporter à celui des innombrables confrères, qui viennent annuellement visiter notre station, soit pour la connaître, soit pour suivre une cure personnelle. Tous sont unanimes à nier les effets débilitants du traitement alcalin, parce qu'ils ont pu en suivre l'action de près, parce qu'ils ont assisté à de véritables résurrections, parce qu'ils ont vu des jeunes filles chlorotiques, des diabétiques à bout de forces, recouvrer rapidement leur énergie, refaire leurs tissus et renaître à la vie, dans le sens le plus large du mot.

J'ai nommé les diabétiques : depuis 1873,

j'en ai soigné pas mal pour mon compte, et j'ai toujours été témoin d'une transformation identique. La glycosurie diminue, tous les symptômes alarmants se dissipent, la soif disparaît, le sommeil redevient calme et réparateur, la virilité renaît, les digestions sont meilleures, la polyurie cesse et la transpiration cutanée reprend ses allures normales.

Un grand nombre de diabétiques ne se conservent qu'en répétant, chaque été, la cure alcaline. Il y en a qui viennent régulièrement à Vichy depuis quinze à vingt ans ; d'autres y sont complètement installés, pour être plus à portée des sources et pouvoir boire de l'eau chaque jour, et aucun d'eux ne porte l'empreinte de cette dégénérescence spéciale, dont on ne cesse de nous menacer.

Si la cachexie alcaline existait quelque part, on devrait la rencontrer de préférence chez ces diabétiques de plus en plus nombreux qui, fixés sur les bords de l'Allier, boivent continuellement de l'eau minérale, même à assez forte dose.

Il n'en est rien cependant, et le faciès coloré et l'énergie de la plupart d'entre eux, constituent une protestation vivante, dont l'évocation mérite d'être prise en sérieuse considération.

De pareilles preuves sont très frappantes, car il s'agit là d'une maladie qui atteint profondément l'organisme, et le frappe dans ses œuvres vives, dans son fonctionnement essentiel.

Or, en pesant les diabétiques avant et après leur cure, j'ai toujours constaté une augmentation de poids. C'est surtout vrai pour les diabétiques gras et obèses, qui se trouvent tout particulièrement bien de l'usage de nos sources. Il se produit ici quelque chose d'analogue à ce que l'on observe dans les pratiques de l'entraînement, à la suite d'un exercice rationnel longtemps continué. Les sujets accroissent en poids, en même temps qu'ils diminuent en volume. Cet accroissement est tout au profit du système musculaire. La capacité pulmonaire est agrandie, de façon à augmenter la quantité d'air d'une inspiration moyenne. Consécutivement, la circulation, la calorification et la sensibilité ont une activité et une ampleur plus grandes. C'est ce que M. Marey a récemment constaté dans une communication faite le 19 juillet 1880, à l'Académie des sciences.

14

De pareils résultats ne surprennent pas, lorsqu'on songe combien la cure est complexe et combien sont grandes les ressources dont nous disposons. L'eau minérale prise à l'intérieur, à la dose de 4 ou 5 verres par jour, est sans doute mise d'abord à contribution ; mais en dehors de son emploi, nous usons des bains, de l'hydrothérapie, des inhalations d'oxygène, de la gymnastique et de l'exercice sous toutes ses formes, surtout sous celle de la marche. Je ne dis rien du régime, qui cependant est plus rigoureusement suivi là qu'ailleurs. Tout concourt à relever les organismes déchus, à leur rendre l'équilibre perdu.

Dans plusieurs de mes travaux antérieurs, un grand nombre d'observations mettent cet état de choses en relief. On a l'habitude, en pareille occurrence, d'exhiber le dessus du panier et de laisser prudemment dans l'ombre les cas douteux. Je n'ai pas été exposé à cette tentation, attendu que, jusqu'à ce jour, avec les diabétiques, je n'ai pas eu de désenchantement à enregistrer.

En somme, chaque nouveau traitement entraîne une sorte de rénovation très nette, dont l'évidence s'impose aux esprits les plus prévenus.

MALADIES

TRAITÉES A VICHY

J'ai tenu à restreindre autant que possible, pour les raisons données au commencement de ce livre, le cadre morbide des affections chroniques traitées à Vichy. On ne saurait trop le répéter, la médication alcaline ne convient qu'à un petit nombre de malades; ce serait la déprécier que de vouloir en étendre l'emploi outre mesure et en dehors de données bien prudentes et bien justifiées.

Nous allons décrire chacun des cas qui relèvent du traitement alcalin, dans l'ordre suivant:

Les affections du tube digestif et de ses annexes : le foie et la rate; les coliques hépatiques, le diabète, la goutte, la chlorose; la néphrite au début; la lithiase, urinaire les coliques néphrétiques et quelques désordres utérins, en particulier la métrite chronique.

AFFECTIONS DU TUBE DIGESTIF
ET DE SES ANNEXES

Dyspepsie flatulente, acide, gastralgie, dyspepsie intestinale, hépatite chronique, congestion du foie ;
calculs biliaires, coliques hépatiques. Engorgements,
hypertrophie de la rate.

DE LA DYSPEPSIE

Notre existence, au dire du docteur Gros,
est liée d'une façon tellement intime à celle
de notre estomac, que ce que nous sommes,
c'est en grande partie par lui que nous le
sommes : « c'est lui qui, bien souvent, nous
rend chétifs, malingres, tristes, moroses, mé-
lancoliques, ou bien, au contraire, gais, af-
fables, de bonne humeur, pleins de vigueur
et de santé. Nous sommes, dès le moment
de notre naissance, ses esclaves les plus hum-
bles et les plus soumis ; c'est un tyran qui ne
badine pas !

Qui ne sait que cette boutade enjouée est
pourtant l'expression de la vérité ? Notre

estomac est là pour nous rappeler continuellement à la triste réalité, pour établir un rap-
prochement entre le roi des animaux et les
êtres inférieurs, dont il s'est proclamé le maître.
« Ah! misère de l'espèce, est-on tenté de
s'écrier avec Jean de Rieux, dans le duc Job..,
cœur gros et estomac vide: c'est encore
celui-ci qui criera le plus fort!

* *

Le mot dyspepsie n'est qu'un terme pro-
visoire qui sert à exprimer un état pathologique des fonctions digestives, ayant sa racine
dans les profondeurs de l'organisme. Toute
perversion digestive non accidentelle comme
l'indigestion, et *ressentie* par le malade qui
accuse des sensations incommodes, rentre
dans le cadre des affections dyspeptiques.
Cette définition sépare ainsi la dyspepsie des
maladies organiques, dans lesquelles les malades se nourrissent amplement, n'éprouvent
aucun malaise et maigrissent cependant.

Pour M. Lassègue (*Introduction du traité
des maladies de l'estomac*, de M. Brinton,
traduit par A. Riant, 1870), le propre des dyspepsies est de préparer des affections multiples,
soit qu'elles en dénoncent seulement la venue,
soit, comme il est plus probable, que les

perversions de la digestion aient un rôle plus
élevé. Il n'admet pas que la dyspepsie pré-
monitoire du diabète ou de la gravelle soit un
simple hasard, et suppose plus volontiers
qu'elle accompagne les débuts d'une transformation profonde : « Il suffit, ajoute-t-il,
(p. 47) d'étudier, à l'aide d'une minutieuse
anamnèse, la biographie pathologique des
malades atteints de lithiase hépatique ou
néphrétique, de goutte et de glycosurie, pour
voir combien longue a été la période d'incu-
bation et quelle place y ont occupé les troubles
digestifs, dont le malade lui-même avait conscience ».

La dyspepsie, quelle que soit sa forme,
constitue moins une espèce pathologique qu'un
symptôme commun à un grand nombre de
malades.

Elle peut dériver, par sympathie, de l'état
morbide d'un organe éloigné ; elle relève plus
particulièrement des affections qui sont elles-
mêmes tributaires des eaux de Vichy.

C'est ainsi que la coexistence de la dyspepsie et de troubles de l'appareil ovaro-utérin
est un fait à peu près constant. Même corré-
lation entre la dyspepsie et les maladies du
rein, à une période avancée surtout : la pré-

sence de l'urée ou des produits de sa décomposition dans le sang, entraîne, comme on sait, de nombreuses perturbations de la fonction digestive.

Le diabète confirmé a des symptômes trop caractéristiques, pour qu'on puisse se tromper sur la nature des troubles digestifs qui l'accompagnent.

Sans vouloir supposer que toute dyspepsie se montrant chez un goutteux doive nécessairement dépendre de la diathèse, nous sommes cependant autorisé à considérer comme de nature arthritique, la plupart des désordres stomacaux qui surviennent en pareil cas.

Dans la chlorose et l'anémie, tout le cortége des symptômes dyspeptiques marche de front avec la diminution du chiffre des globules rouges du sang. Que la dyspepsie soit primitive ou qu'elle provienne secondairement de l'anémie et des causes qui engendrent cette dernière maladie, il n'en est pas moins vrai que ces affections réagissent mutuellement l'une sur l'autre.

Toutes les maladies du foie, depuis l'affection calculeuse jusqu'à la cirrhose, retentissent plus ou moins directement sur le tube digestif.

* *

Toute perturbation nerveuse (les mouvements et les sécrétions de l'estomac étant sous l'empire direct des nerfs pneumo-gastriques) peut affaiblir ou exalter la sensibilité et le fonctionnement du tube digestif, déterminer des spasmes ou des contractions anormales dans sa tunique musculaire, arrêter, d'une manière plus ou moins complète, le cours régulier du travail digestif. Ainsi agissent les émotions vives, les commotions violentes, les impressions subites.

Les chagrins prolongés, les fatigues intellectuelles, les contrariétés souvent répétées ont une action analogue aux influences précédentes, seulement ces causes exercent une action lente et continue, les effets ne se développent qu'à la longue, d'une manière progressive et beaucoup moins sensible.

La vie sédentaire, lorsqu'elle s'accompagne d'un excès de travail intellectuel, dans un milieu vicié surtout, ne contenant qu'un air insuffisant et impur, entraîne nécessairement la dyspepsie. Le mal tient alors à la désassimilation imparfaite, à la combustion incomplète qui se produit dans nos tissus, dès que les forces musculaires cessent d'agir.

*
* *

Les causes que nous venons d'énumérer seraient peut-être impuissantes à amener de graves désordres, si l'alimentation était parfaitement surveillée dans sa quantité et dans sa qualité. Aussi, attribuerons-nous aux erreurs de régime, la plus grosse part dans la production de la dyspepsie.

« L'homme livré aux travaux de l'esprit, souffrirait bien moins, nous dit le traducteur de Brinton (p. 406), s'il ne chargeait pas trop son estomac, si sa nourriture était moins substantielle, ses aliments mieux cuits et la mastication plus parfaite; s'il prenait des boissons moins stimulantes; si ces repas étaient moins rapprochés et pris avec moins de précipitation. Les personnes sédentaires éviteraient également les accidents dont elles se plaignent, si elles proportionnaient leur alimentation aux exigences très-minimes de l'estomac, dans un pareil genre de vie, etc. »

M. Leven a justement soutenu dans son traité des maladies de l'estomac « que toutes les prédispositions peuvent rester à l'état de lettre morte, si l'hygiène stomacale est bien entendue.

L'individu crée lui-même la maladie, la fait durer par les habitudes vicieuses qu'il a contractées : La dyspepsie n'est pas une maladie fatale comme tant d'autres auxquelles, malgré toutes les précautions, l'homme ne peut se soustraire ; il est clair qu'un herpétique ou un arthritique deviendra très-facilement dyspeptique pour la moindre infraction, pour le plus petit excès ; mais il peut ne pas le devenir. » (p. 243).

Abstraction faite des matières ingérées, les dyspepsies ne sont certainement, dans nombre de cas, que la conséquence ou le complément d'un trouble intestinal primitif : l'intestin est bien plus irritable que l'estomac, et cependant la pathologie intestinale n'est qu'ébauchée et rarement mise en cause.

Toute lésion, toute mutilation ayant son siège dans un point du canal alimentaire, peut devenir un élément de trouble, une cause de désordre pour ses importantes fonctions.

L'altération de quantité ou de qualité des fluides sécrétés par l'estomac ou l'intestin, l'atonie des tuniques, les troubles de la circulation, de l'innervation (soit par défaut, soit par excès d'action), les lésions des sécrétions pancréatique, biliaire, intestinale, peuvent en fin de compte, engendrer la dyspepsie,

Elle peut encore dériver de l'abus des condiments de toute nature, qui, à la longue, détruisent l'excitabilité du tube digestif, de la distension exagérée et fréquente de l'estomac, comme cela arrive chez les grands buveurs et chez les gros mangeurs. Il en résulte un état asthénique, une véritable diminution de la tonicité musculaire. Il y a un relâchement consécutif, et l'estomac ne se contracte plus, ou, se contractant d'une manière insuffisante, la sécrétion stomacale est diminuée. Il advient alors ce qui a lieu pour les muscles de la paroi abdominale, qui ont été trop distendus, ou bien encore l'estomac finit en quelque sorte par se paralyser, comme la vessie, sous l'influence d'une rétention d'urine trop longtemps prolongée.

Il est bien évident que dans ce cas, — disons-le tout de suite, pour ne pas avoir à y revenir, — le premier remède à opposer au mal sera de soustraire à leurs mauvaises habitudes, ceux qui se sentent les dents trop longues et l'estomac trop creux, et de leur imposer une diététique plus rationnelle.

En thèse générale, la quantité d'aliments doit être subordonnée au degré de la force digestive de chaque malade, et nullement à son appétit.

***

Après ces considérations générales, nous allons nous occuper des trois principales variétés de dyspepsie qui se présentent avec des caractères un peu tranchés : la dyspepsie flatulente, la dyspepsie acide et la dyspepsie d'origine nerveuse ou gastralgie.

DYSPEPSIE FLATULENTE

La dyspepsie flatulente est caractérisée par une production excessive de gaz dans l'estomac, dans l'intestin, soit pendant le travail digestif, soit dans l'intervalle des repas, alors que l'estomac est vide.

La présence d'une certaine quantité de gaz dans l'intestin n'est pas un fait morbide. Ces gaz sont nécessaires à l'acheminement des matières et servent aussi probablement à égaliser la pression développée par les parois musculaires. Mais, dans le cas présent, leur production est exagérée. Cette accumulation insolite de gaz entraîne de la gêne respiratoire, de l'anxiété. Dans les cas graves, la dyspnée est extrême ; elle peut occasionner des défaillances et des lipothymies. Les malades sont oppressés et ils ne peuvent expulser qu'avec de grands efforts les gaz qui les suffoquent.

Une pareille maladie, cela se comprend, rend la vie de société très pénible, lorsqu'elle n'oblige pas les patients à la déserter complètement.

La pneumatose s'observe quelquefois chez les buveurs, chez les gourmands, qui font des excès habituels et plus souvent encore, lorsque l'orifice pylorique ou le duodénum sont rétrécis par des dégénérescences ou des cicatrices. Elle est due, dans certains cas, à un défaut de force tonique des intestins, comme cela se voit chez les convalescents et chez les personnes oisives ou inactives.

Tous les états morbides qui exercent une action débilitante sur l'innervation abdominale peuvent entraîner du météorisme : l'influence du système nerveux ganglionnaire et peut-être du pneumo-gastrique est assurément obscure ; mais son intervention probable rend compte de bien des phénomènes, dont il serait difficile sans cela d'avoir l'explication.

Toutes les substances indigestes, les corps gras, les corps durs ou fibreux, les crudités, les crucifères, laissent des flatuosités. Les aliments de toute nature qui sont mal divisés ou trop vite ingérés, deviennent caminatifs, comme les farineux, la graisse, le beurre. Le légume a cet inconvénient, que, pour se nourrir, il faut en prendre une quantité qui fatigue par le volume ; il donne, avec beaucoup de gaz, plus de tissu adipeux que de sang. Le manœuvre, le paysan, supportent mieux ce régime, parce qu'il est complété par l'oxygène et l'azote d'un air pur.

***

Le traitement suivi à Vichy a pour but :

1° D'éviter ou d'écarter les causes de la maladie ;

2° D'adoucir ou de dissiper les symptômes les plus incommodes ;

3° De remédier à l'état morbide lui-même.

La première partie du programme est en général remplie par le séjour des malades aux eaux : là, ils échappent aux tracas de la vie, aux exigences sociales, aux fatigues, aux préoccupations de toute sorte ; ils goûtent un repos bienfaisant et *se plient surtout plus volontiers* aux nécessités d'un régime qui aide puissamment à l'efficacité de la médication alcaline.

Nous veillons avec un soin jaloux à ce que le malade n'ingère pas une quantité de nourriture, en disproportion avec les sucs digestifs qu'il sécrète normalement, attendu que les excès de table entraînent mécaniquement la flatulence à leur suite, comme nous l'avons déjà dit, et peuvent l'occasionner d'emblée, par le fait de digestions incomplètes, de fermentations partielles, comme on le voit le lendemain d'un grand repas. La sobriété n'engendre rien de pareil.

La qualité de l'aliment qui, en vertu d'une putréfaction actuelle ou naissante, peut favoriser le ballonnement, attire aussi tout particulièrement notre attention.

Pas de salaisons fortes ni de gibiers avancés. Pas de repas copieux, le soir surtout.

Les mets grossiers sont rigoureusement défendus ; la plupart des végétaux, les féculents, les pâtisseries lourdes, les corps gras, les liquides acides ou fermentescibles, le cidre, le poiré, la bière, le bitter, le vermouth, l'absinthe, le vinaigre, les vins mousseux, les boissons sucrées, etc., sont également interdits.

Le régime azoté et l'usage d'un vin géné-
reux, chargé en tannin, font la base de l'alimentation. Nous recommandons aux malades
de soumettre les aliments à une mastication
prolongée, jusqu'à épuiser la saveur des aliments, de remplacer par un bon râtelier les
dents mauvaises et les dents inutiles qui font
souffrir, de renoncer à leurs habitudes de vie
sédentaire et de concentration intellectuelle.
L'exercice est d'autant plus salutaire que
l'inaction corporelle est une des causes les
mieux établies de dyspepsie flatulente. « La
digestion, a dit Chomel, se fait aussi bien par
les jambes qu'avec l'estomac. »

Comme la pneumatose va toujours avec
un certain degré d'atonie du tube digestif, la
recommandation de M. Leven de prescrire
des aliments solides en pareil cas, trouvera
ici son indication :

« L'alimentation, écrit le médecin de l'hôpital Rothschild, ne devra jamais être composée
exclusivement d'aliments liquides. L'estomac,
pour se rétablir, doit se congestionner au
moins une fois en vingt-quatre heures, c'est-
à-dire qu'il a besoin de l'apport de solides une
fois dans la journée.

Si le régime lacté, dont on fait si grand abus

aujourd'hui, ne réussit pas à guérir la dyspepsie et n'amène que du soulagement, c'est
qu'il n'appelle jamais dans l'estomac cette
congestion nécessaire pour la guérison complète. Le meilleur de tous les aliments, c'est
la viande grillée ou rôtie, c'est le pot-au-feu,
viande de bœuf ou de mouton. C'est à ces
deux espèces que la préférence sera accordée.
Le veau a des fibres plus fortement serrées,
sur lesquelles l'estomac a moins de prise, et son
action est moins stimulante. Les viandes trop
grasses, le porc, le foie, les rognons, la char-
cuterie, etc., seront prohibées. Le malade
consommera la viande telle que la nature nous
la présente; prise au naturel (c'est-à-dire
sans condiments), elle est le mieux appropriée
à l'organe chargé de la chymifier ; au point
de vue de l'estomac, elle ne doit pas être considérée seulement comme un aliment, mais
elle est pour lui un véritable médicament, le
véritable régulateur de sa congestion physiologique. Elle est indispensable au rétablissement de l'organe.

« Moins le dyspeptique boira, moins il aura
de souffrances. Le thé et le café ne sont contre-
indiqués que si l'on a à traiter un individu très
nerveux, très impressionnable, etc. »

15

***

Les deux autres indications du programme tracé plus haut relèvent du traitement alcalin proprement dit et de quelques médicaments appropriés aux symptômes : la source de l'*Hôpital,* qui est considérée comme un spécifique des affections gastriques et intestinales, a pour résultat, dans le cas qui nous occupe, de relever le ton de l'estomac, de favoriser les contractions de sa tunique musculaire, de remédier à la lenteur du travail digestif, à l'insuffisance sécrétoire des sucs gastro-intestinaux. La balnéation, le massage et l'hydrothérapie, de leur côté, régularisent l'action des nerfs qui président aux fonctions gastriques.

S'il existe de la constipation, au début spécialement, il faut la combattre par le laitage, par des laxatifs et non des purgatifs, que l'on continuera tant que la langue sera pâteuse. La magnésie, le charbon, le miel, la voix vomique, l'éther, rendent des services.

Quelques gouttes de laudanum avant les repas atténuent la sensibilité de l'estomac et lui permettent de mieux supporter les aliments.

L'application de linges chauds sur le ventre réussit souvent à calmer les malades.

La guérison n'est pas toujours la règle ; le mal se montre parfois rebelle ou ne s'amende que fort peu, malgré l'adjonction des amers, des carminatifs et des poudres absorbantes, mais ces résultats négatifs sont heureusement rares. J'ai cru devoir les signaler pour démontrer une fois de plus qu'il n'y a pas de panacées ni de remèdes infaillibles.

DYSPEPSIE ACIDE

Cette affection est caractérisée par la production en quantité exagérée des acides de l'estomac. Elle se produit avant et pendant la digestion surtout. A peine les malades viennent-ils de manger, qu'ils ont des renvois aigres ; après leur repas, ils rendent quelquefois des matières acides en plus ou moins grande quantité.

On réserve le nom d'*aigreurs* à l'expression la plus atténuée de cette espèce de dyspepsie.

Dans le *pyrosis,* il y a de plus une vive sensation de cuisson, partant de la région épigastrique et s'étendant jusqu'au pharynx.

Cette production exagérée des acides serait

due, d'après quelques auteurs, M. Gubler
entr'autres, à des phénomènes chimiques, à
une fermentation occasionnée par des mucé-
dinées, des néocytes, et n'aurait nullement
lieu en vertu d'un effort sécrétoire de l'organisme. La fermentation serait ultérieure à la
sécrétion, et celle-ci s'accomplirait irréguliè-
rement.

Pour quelques autres, la dyspepsie acide
tiendrait à l'insuffisance des lactates de soude
et de magnésie qui sont assez répandus dans
l'organisme (Pétrequin).

Ces faits coïncident toujours avec une certaine paresse stomacale, qui laisse le champ
libre aux fermentations spontanées, et ils
sont en rapport avec la quantité et la qualité
des substances alimentaires ingérées.

C'est ainsi, comme le fait remarquer le professeur Gubler (*Dict. encyclopédique des
sciences médicales*), que les matières amylacées ou sucrées, telles que les fécules, les
gommes, les légumes farineux, le sucre de
canne ou de betterave et la glycose, se transforment en acide acétique, ou plutôt en acide
lactique, puisqu'il y a toujours une certaine
proportion d'un corps gras en présence. Le
vin, les boissons fermentées et les alcooliques

se métamorphosent en acide acétique. Les matières grasses, comme l'axonge, le beurre, l'huile, etc., rancissent tout-à-coup et donnent naissance à des produits âcres et volatils. Les sucres et les matières glycogènes elles-mêmes, subissent cette dégénérescence, en passant par la fermentation butyrique.

*
* *

Notre premier devoir est donc de proscrire toutes les substances que nous venons d'énumérer et de prévenir l'acescence gastrique, en régularisant le travail des fonctions digestives. L'eau de Vichy parvient à modifier les procédés ultérieurs de la digestion, moins en neutralisant les acides sur place, qu'en imprimant à l'économie une modalité particulière, en vertu de laquelle les sécrétions ont cessé d'être trop acides.

Il sera bon d'en boire en mangeant, ou d'aller à la source en sortant de table. Dans ce cas, la promenade classique à Lardy deviendra doublement profitable.

GASTRALGIE

Les synonymes donnés à cette affection, colique d'estomac, crampe d'estomac, etc., etc., servent à désigner la douleur vive, exacerbante, avec malaise et anxiété, qui fait le fond de cette espèce de dyspepsie. Rien de variable, du reste, comme la forme que prend cette douleur : — elle est lancinante et dilacérante chez les uns, brûlante chez les autres ; quelques malades la comparent à une morsure ; à d'autres, il semble que l'estomac, distendu de plus en plus, va éclater ; ou bien, c'est un sentiment de pression, de constriction, comme si une main de fer ou un étau tendait à appliquer l'épigastre contre la colonne vertébrale.

Les crises gastralgiques peuvent se renouveler à des époques plus ou moins rapprochées et très variables, survenir quand le malade est à jeun ou au contraire, et c'est le cas le plus fréquent, naître et s'exaspérer par l'ingestion des aliments.

Jamais l'appétit n'est complètement aboli ; mais beaucoup de malades ne peuvent manger qu'à la condition d'assaisonner fortement les aliments : le vinaigre, les épices, jouent un rôle considérable dans leur alimentation.

D'autres ont un appétit bizarre et capricieux ; ils se mettent à table avec un appétit assez vif, qu'ils perdent tout-à-coup, ayant à

peine commencé de manger. En général, il
y a du dégoût pour la viande ; les aliments
frais et sapides sont au contraire recherchés.

L'appétit peut être dépravé ou perverti et
c'est ce qui arrive surtout chez quelques
chlorotiques. Le goût exclusif de certains aliments et l'horreur de certains autres, avec
des alternatives bizarres, sont des signes caractéristiques de la dyspepsie névrosique.

Après le repas, les malades sont lourds,
incapables de rien faire, sous le coup d'un
sentiment de lassitude extrême. A ce moment,
toutes les fonctions sont, pour ainsi dire, en-
travées et gênées dans leur exercice, comme
pour laisser s'accomplir la fonction capitale
de la digestion.

Toutes les causes qui épuisent, excitent,
ébranlent vivement le système nerveux, unies
au défaut d'exercice, donnent lieu aux névroses des voies digestives ; de là leur fréquence
chez les femmes, chez les hommes de cabinet,
les habitants des villes et ceux qui vivent dans
l'aisance et la mollesse.

Un tempérament nerveux poussé à l'excès,
une prédisposition souvent héréditaire, l'hys-
térie, l'hypocondrie, la chlorose, sont au-

tant de causes favorables au développement de cette maladie.

L'usage habituel du café au lait peut ne pas être étranger à ces perversions de l'estomac.

**

Comment agissent maintenant les eaux de Vichy et à quel moment faut-il les appliquer?

Il est difficile d'admettre que le traitement thermal possède une action salutaire directe sur des accidents de forme purement névralgique. Ce n'est guère qu'en agissant d'une manière générale ou sur certains états organiques et fonctionnels dont ces accidents névralgiques dépendent, que ceux-ci peuvent rentrer sous l'empire des eaux de Vichy.

De l'avis de M. Durand-Fardel,

« Il faut deux conditions pour que les eaux de Vichy puissent être employées utilement dans la gastralgie. Il faut, d'une part, que cette gastralgie tienne à des causes organiques ou fonctionnelles qui soient de nature à être effectivement modifiées par ces eaux; il importe, d'une autre part, que les phénomènes névralgiques n'existent pas actuellement, et ne se trouvent pas ainsi exposés à être exaspérés par le traitement. »

Si nous passons maintenant de la théorie aux faits, nous verrons, pour ne citer qu'un exemple, que lorsqu'il y a complication de chlorose, que la gastralgie soit cause ou effet, on remédie aux accidents dont l'estomac était le siége, en reconstituant le sang.

Les troubles utérins, à leur tour, cèdent facilement, dès que les phénomènes de la digestion ont été régularisés, dès que l'estomac a repris son énergie première. Il semble que l'économie est alors plus apte à profiter du traitement local.

Celui-ci ne devra être abordé qu'avec précaution et ménagements. S'il est vrai qu'il y a des malades qu'on fait bien ou mal digérer, en changeant seulement la température de leurs aliments, il est aussi avéré que certains gastralgiques réclament les uns une source chaude, les autres une source froide. Je me suis très-bien trouvé, dans plusieurs circonstances, de remplacer l'*Hôpital* et la *Grande-Grille* par la source *Lardy*, et même par la nouvelle source des *Célestins*. La fraîcheur de cette dernière source, les proportions de gaz carbonique qu'elle contient, expliquent la sensation agréable de soulagement que les malades signalent d'ordinaire. Son usage devra cependant être surveillé et relativement borné.

. Comme corollaire à ce qui précède, je rappellerai que la chaleur diminue d'ordinaire l'appétit, et qu'une migration vers un climat froid ou tempéré, peut, dans certains cas, constituer la meilleure médication à opposer à la gastralgie.

Comme la gastralgie coïncide toujours avec un certain degré d'anémie, il est urgent de nourrir le malade, de réveiller l'appétit émoussé. Lorsque les eaux tardent à produire une sorte d'éréthisme, d'autant plus nécessaire que l'économie a plus besoin de réparer ses pertes, je cherche à exciter les désirs alimentaires, par l'emploi des apéritifs hygiéniques et médicamenteux. Ces ressources sont utilisées jusqu'à ce que la sensation interne qui donne l'indication de fournir à la nutrition, ait atteint un degré en rapport avec les nécessités organiques.

* *

L'anorexie des malades est souvent accrue ou entretenue par l'abondance des saburres qui imprègnent les muqueuses de la bouche ou de l'arrière-gorge. En enlevant ces résidus, l'appétit se réveille, et des aliments qui auraient provoqué des nausées, avant cette opération préalable, trouvent alors l'estomac dans un état favorable à leur élaboration.

Mais l'estomac lui-même peut demander à être débarrassé des produits qui l'encombrent et gênent la sécrétion du suc gastrique (mucus, suc gastrique neutre et inefficace, peptones en excès, produits de fermentation, acides gras, gaz, etc.) et le lavage de l'estomac avec de l'eau de Vichy, pure ou coupée, au moyen du tube Faucher, peut atteindre ce résultat.

Le procédé est nouveau et a fait beaucoup de bruit, dans ces derniers temps.

On est un peu revenu de l'engouement de la première heure ; mais, malgré tout, le lavage de l'estomac, lorsqu'il est bien supporté, rend de grands services. L'essentiel est de s'habituer à l'introduction du tube.

M. Beaumetz explique l'action bienfaisante du lavage dans les gastralgies et notamment dans la gastralgie hystérique, en disant que la névrose finit par s'accompagner d'altérations matérielles de la muqueuse gastrique, que l'on peut heureusement modifier.

« Sous cette influence, écrit M. Sevestre,

on voit cesser le tympanisme, et, en même temps, l'oppression et les douleurs qui en sont la conséquence ; les vomissements ne se produisent plus ; l'estomac recommence à sécréter et à digérer ; la contractilité de la couche musculaire reparaissant, les mouvements péristaltiques se produisent avec leur intensité habituelle et leur rhythme normal ; le même fait se manifeste aussi pour l'intestin, car, dans l'espace de quelques jours, on voit céder la constipation, si habituelle en pareil cas.

Ces modifications sont souvent extrêmement rapides et surviennent quelquefois dès la 2e ou 3e séance ; d'autres fois, elles se font attendre plus longtemps et ne se montrent qu'au bout de quelques semaines. Quoi qu'il en soit, l'utilité du lavage de l'estomac dans les dyspepsies est aujourd'hui acceptée par un bon nombre de médecins qui ont obtenu par ce moyen des résultats remarquables. Il en est ainsi, en particulier, dans les formes qui ont été désignées sous le nom de dyspepsie flatulente, dyspepsie atonique, etc. La dyspepsie alcoolique est rapidement améliorée et l'on observe même des guérisons dans les cas, rares d'ailleurs, où le malade consent à renoncer à ses habitudes antérieures.

En somme, l'utilité de la méthode des lavages de l'estomac ne peut être contestée, *toutes les fois qu'il s'agit de stimuler la contractilité paresseuse de l'estomac, ou de débarrasser la cavité de cet organe de produits nuisibles au fonctionnement de la digestion.* A ce titre, elle trouve son application dans les dilatations de l'estomac, dans les dyspepsies et spécialement dans la dyspepsie atonique ou flatulente, dans la gastrite alcoolique, dans la gastrite ulcéreuse caractérisée par une inflammation chronique avec érosions de la muqueuse. Elle peut donner également des succès dans la gastralgie, dans les cas de vomissements, chez les hystériques, et, en somme, dans les troubles fonctionnels de l'estomac d'une nature quelconque. »

***

On peut dire de la gastralgie ce que M. Diday a attribué à la cystite : « Cette affection n'a pas un spécifique, elle en a plusieurs, et tous éprouvés par des succès ; mais tous aussi, notons-le, signalés par des insuccès. »

C'est, du reste, l'histoire de la plupart des médicaments ; il est rare que les déceptions et les mécomptes n'accompagnent pas les séries les plus heureuses ; il est rare qu'une médication ne reste impuissante chez quelques sujets, alors qu'elle réussit bien chez d'autres.

Ceci revient à dire que la maladie n'est pas la même chez tout le monde, et que chaque tempérament lui donne une physionomie spéciale, d'où la nécessité d'un traitement différent, selon le cas, selon les nuances.

La médication alcaline n'a pas la prétention de répondre à toutes les indications ; je sais très-bien qu'on a obtenu d'excellents résultats, même avec les préparations acides.

En le constatant, je ne fais qu'affirmer sans parti pris une vérité admise par tous les spécialistes, qui ne se laissent guider que par le culte loyal de la science !

*
* *

Les diverses perturbations de l'estomac que nous venons de décrire coïncident, le plus souvent, avec des altérations analogues du côté de l'intestin. Aussi a-t-on réuni sous le même mot, *gastro-entéralgie*, ces affections douloureuses du tube digestif.

Tous les phénomènes que nous avons indiqués dans les chapitres précédents peuvent se retrouver ici : tantôt on constatera une production gazeuse exagérée dans l'intestin,

des borborygmes ou des gargouillements, et
le patient ne sera soulagé que lorsque ces gaz
auront disparu ; tantôt l'intestin, en proie
à une excitabilité excessive, sera le siége de
symptômes douloureux, variables par leur
intensité comme par leur nature.

Ces douleurs peuvent se généraliser et
s'irradier, non seulement dans tout le ventre,
mais encore dans les régions voisines, les
lombes, les parois thoraciques et les membres
pelviens.

Le phénomène véritablement important,
dans la dyspepsie intestinale, c'est la diarrhée.

**
**

Ce que nous avons dit du traitement de la
gastralgie peut s'appliquer à la gastro-entéralgie. L'abdomen sera protégé contre les
variations de température avec une flanelle ;
la liberté du ventre sera entretenue à l'aide
de lavements simples, s'il y a lieu ; on n'aura
recours aux purgatifs que très rarement et
lorsque l'indication sera très évidente.

On n'est pas encore bien fixé sur les phénomènes de la digestion intestinale ; par conséquent, on ne connaît que fort peu la pathologie et la thérapeutique des intestins.

Mais l'expérience a appris qu'on pouvait

user avec succès des eaux-de Vichy, soit en
bains, soit en douches ascendantes, soit en
boisson, dans l'inflammation chronique de
l'intestin, alors surtout qu'il existe une diarrhée pseudo-membraneuse ; dans la convalescence des dyssenteries d'Afrique, dans un
certain nombre de cas où il existe des alternatives de constipation, avec sensation de
constriction, de pesanteur, de douleur.

ENGORGEMENTS DU FOIE, HÉPATITE CHRONIQUE

Sous le nom d'engorgements du foie, on
englobe presque toutes les maladies chroniques, dans lesquelles la glande hépatique
n'est pas atteinte de lésions organiques, ayant
altéré sa structure, d'une façon irrémédiable.

Les congestions du foie forment le point
de départ de presque toutes les maladies de
texture de cet organe ; il est bon de ne pas
l'oublier, puisque la thérapeutique, au moment de la congestion, peut prétendre à un
succès que plus tard elle chercherait en vain
ou qu'elle n'obtiendrait que très difficilement.

La richesse de l'appareil vasculaire qui
traverse le foie, les modifications fréquemment
et facilement imprimées à sa circulation par le

travail digestif, le voisinage des poumons et
surtout du cœur, dont les troubles retentissent
avec la plus grande facilité sur cette glande,
tout cela explique la fréquence des hypérémies
hépatiques.

L'absence de fièvre au début, distingue
surtout la congestion passive du foie, de l'hépatite chronique. Les autres symptômes sont
à peu près les mêmes : augmentation de volume, douleur, pesanteur, teinte ictérique,
digestions difficiles, amaigrissement, etc.

Le foie qui, dans la goutte régulière se prend
si habituellement, est encore plus souvent
affecté dans la goutte anomale.

D'après M. Sabourin, les lésions du foie
dans l'*hépatite nodulaire* et dans le *foie cardiaque*, démontrent que le foie de l'homme
est composé d'éléments tubélés qui sécrètent
la bile; mais les épitheliums de ces tubes
servent aussi aux grandes opérations chimiques qui se passent dans cet organe, et le
système vasculaire est en rapport par sa
masse avec cette fonction. Ce système occupe
il est vrai, la place prépondérante ; mais la
glande biliaire, dont les limites normales de
ses lobules sont perdues au milieu du réseau
sanguin, n'en existe pas moins.

Il est probable que l'urée n'est pas formée exclusivement dans le foie, mais bien dans tout l'organisme.

Tout le monde s'accorde à considérer le diagnostic des maladies du foie, comme très difficile : les causes d'erreur sont surtout faciles dans l'hépatite chronique, alors que la maladie reste à peu près latente ou ne se traduit que par des signes peu caractéristiques.

D'après des recherches statistiques de Rouïs, l'ensemble des symptômes n'a été complet que huit fois sur cent. Il a été incomplet soixante-dix-neuf fois sur cent ; enfin douze fois, l'affection est restée tout à fait latente.

La dyssenterie chronique des pays chauds, qui a des rapports si intimes avec les perturbations du foie, masque assez souvent les développements d'une hépatite. Celle-ci reste d'autant plus obscure que la maladie intestinale elle-même présente plus de gravité, et, elle peut parcourir toutes ses périodes, y compris la formation de l'abcès, sans attirer l'attention (Th. Paris. J. Arnaud, 1873.)

La plupart des médecins qui ont séjourné à Ceylan, dans les Indes anglaises, dans l'Indoustan, etc., n'admettent qu'exceptionnellement l'origine palustre de la dyssenterie et de l'hépatite : pour eux, la cause endémique doit bien moins être attribuée à un miasme infectieux qu'à l'action prolongée d'une température élevée.

Pour justifier une fois de plus l'influence des hautes températures, il suffit de consulter les statistiques de notre colonie algérienne : les localités les plus chaudes (Blidah, Mascara, Tlemcen, Lalla, Philippeville) sont, en même temps, les plus fertiles en maladies du foie et en affections intestinales.

La dyssenterie et l'hépatite sont de tous les climats, il est vrai ; mais il est hors de doute que ces deux affections ne sont jamais aussi fréquentes et aussi graves, que dans les pays intertropicaux.

* *

Le régime exerce, sous toutes les latitudes, une grande influence sur le développement des maladies chroniques du foie : il faut citer tout spécialement l'influence délétère des spiritueux, des excès alcooliques, des épices, d'une alimentation trop excitante ou trop copieuse.

D'après Frerichs, l'hypérémie hépatique, cause première de la plupart des lésions graves du foie, s'observe surtout chez les individus qui cultivent trop les plaisirs de la table, tout en menant une vie sédentaire ; ils exercent relativement peu leurs muscles et restent dans des conditions de respiration insuffisante.

Dans ce cas, il y a plus d'aliments ingérés qu'il n'y en a d'utilisés ; et, tôt ou tard, ordinairement vers l'âge moyen, plutôt même chez les malades qui sont affectés d'une prédisposition héréditaire, et dont le tissu musculaire est flasque, il s'établit une disproportion entre la quantité du sang et les forces du cœur ; d'où résulte l'engorgement des portions du système vasculaire, où la résistance au mouvement est des plus considérable. C'est ce qui se produit d'ordinaire dans le système de la veine porte ; d'autant plus qu'en même temps, l'irritation de la muqueuse intestinale, suite des erreurs de régime, vient encore ajouter ici son influence perturbatrice.

Ce sont surtout des étrangers, des militaires, les uns et les autres ayant habité dans des pays chauds ou marécageux, qui viennent demander aux naïades de la *Grande-Grille*, la guérison de leurs maux. La réputation de cette source est des mieux justifiée et elle dissipe, chaque saison, quantité d'intumescences énormes, avec une rapidité qui tient du prodige. Les symptômes alarmants disparaissent, en même temps que la circulation reprend son cours normal; les téguments perdent leur affreuse coloration, la nutrition générale s'amende et l'économie se trouve ainsi placée dans des conditions de vitalité, propres à faciliter même la disparition des foyers purulents qui ont pu se former.

Les eaux de Vichy n'auraient-elles, du reste, d'autre propriété que de prévenir le dépérissement et le marasme, en régularisant les fonctions gastriques et les sécrétions intestinales, qu'on ne devrait pas hésiter à y avoir recours; mais elles font mieux que cela : elles excitent mécaniquement la circulation dans les capillaires hépatiques, combattent l'altération de la composition du sang et l'atonie de l'appareil vasculaire.

Les douches froides agissent dans le même sens, par leur pouvoir révulsif et reconstituant; mais elles ne sont pas toujours applicables de prime abord, à cause de la susceptibilité des malades. Il est rare qu'en commençant par des douches tièdes, à pression modérée, on n'arrive pas bientôt à la tolérance et par suite, à la *fonte* désirée.

Les purgatifs nous viennent en aide aussi bien que les topiques fondants, les pommades mercurielles et iodées, pour modérer la plénitude sanguine dans le système de la veine porte et dans le foie.

En fait de purgatifs, le choix n'est pas indifférent. Plus une substance est purgative, moins elle est cholalogue ; les purgatifs les plus élevés dans la série, les drastiques, sont des médicaments qui diminuent plutôt qu'ils n'augmentent la sécrétion biliaire. Il faut donc s'adresser aux autres.

Le podophyllin possède une grande puissance cholalogue. Il vient immédiatement après l'aloès et le second sur la liste, dans les tableaux de M. Guéneau de Mussy, qui établissent le coefficient biliaire de chaque substance, c'est-à-dire la quantité de bile obtenue par rapport au kilogramme de poids du corps et par heure.

D'après les expériences de Rutherford, les sels de soude activent la sécrétion biliaire, et ceux de magnésie diminuent plutôt qu'ils n'activent cette sécrétion. Il en résulte qu'il faut substituer, en pareil cas, le sulfate de soude au sulfate de magnésie.

Nous proscrivons en même temps de l'alimentation les matières animales, les mets gras, fortement épicés, les boissons alcooliques et tous les autres agents qui agissent directement et d'une façon défavorable sur la glande hépatique.

Le moral des individus atteints d'hépatite, comme celui de la plupart de ceux qui ont le foie malade, est toujours plus ou moins affecté, plus ou moins impressionnable.

Nous cherchons donc à combattre par tous les moyens qui sont à notre disposition, ce mode spécial d'innervation encéphalique.

Mais nous avons besoin de la bonne volonté des malades pour les amener insensiblement au contentement, au calme de l'esprit et du cœur, qui donnent de l'efficacité aux médicaments.

La musique, les distractions de toute nature, la promenade sous les allées ombreuses des deux parcs, sont éminemment propres à prévenir le travail toujours dangereux d'une imagination hypochondriaque : la pensée n'a pas le temps de se replier sur elle-même, de se concentrer sur un seul objet, et le corps ne subissant plus le contre-coup des inquiétudes de l'esprit, devient plus apte à résister à toutes les exigences de la vie habituelle.

LITHIASE BILIAIRE, COLIQUES HÉPATIQUES

La bile laisse parfois déposer des sables, des concrétions, ou donne lieu à la formation de calculs très-différents quant à leur forme, leur aspect et leur composition. Les petits calculs sont de beaucoup les plus nombreux et leur siége habituel, neuf fois sur dix, est la vésicule du fiel.

Cela se comprend, puisque c'est dans ce réservoir où la bile s'accumule normalement, que ces concrétions trouvent les conditions de concentration et de repos les plus favorables à la réunion, à l'agrégation des molécules qui vont les constituer.

* *

Les calculs biliaires s'observent beaucoup plus fréquemment chez les femmes que chez les hommes, probablement à cause de leurs habitudes sédentaires. On a même incriminé l'usage du corset, dont la constriction est quelquefois assez prononcée pour que la conformation primitive de la glande hépatique soit altérée.

Toute pléthore locale, en diminuant le

champ de l'excrétion biliaire, par gêne méca-
nique, favorise le développement de la lithiase
bilaire. C'est le cas de la grossesse, des affections de l'utérus et de ses annexes : elles agissent
non-seulement en mettant un obstacle au
libre cours de la bile, par la compression et
par le repos qu'elles nécessitent, mais encore
elles créent un trouble général de la nutrition,
dont l'influence est incontestable.

Bennett (*Inflammation de l'utérus*, traduit
et annoté par M. Peter, 1861), insiste sur
l'influence des troubles fonctionnels et des
maladies de l'utérus sur les fonctions hépatiques. Dans certains cas, même, les désordres des fonctions biliaires peuvent, d'après
lui, prendre une telle intensité qu'ils prédominent sur tous les autres symptômes.

* *
*

La plus grande fréquence de la gravelle
biliaire s'observe de 20 à 40 ans. Sa rareté
chez les jeunes sujets et sa fréquence dans
l'âge mûr, s'expliquent d'une part par l'activité de la sécrétion biliaire, par la tonicité
des réservoirs et des canaux, et de l'autre, par
des conditions inverses qui permettent plus
facilement la stagnation de la bile dans la
vésicule, devenue parfois tolérante au point

de ne réagir en aucune façon contre la présence du corps étranger.

L'existence d'une prédominence graisseuse dans la bile est considérée par le professeur Bamberger, comme une cause de développement des graviers hépatiques. M. Chevreuil a trouvé que la bile des sujets calculeux était très riche en cholestérine.

« On a observé depuis longtemps, dit M. Fauconneau-Dufresne (*Précis des maladies du foie et du pancréas*), qu'un régime trop animalisé produisait à la longue la formation de ces concrétions. Si les personnes qui usent de ce régime ne font pas d'exercice, leur sang, comme leur tissu cellulaire, se charge de matériaux graisseux abondants en carbone; leurs poumons ne fonctionnent plus avec activité, ne brûlent pas dans l'acte respiratoire le carbone qui se trouve en excès dans le sang, car les poumons et le foie ont, sous ce rapport, une action analogue; la bile se charge alors de ces matériaux et précipite de la cholestérine. »

La cholestérine est considérée, depuis quelque temps, comme un produit de désassimilation du système nerveux (V. Flint. *Recherches expérimentales sur une nouvelle fonction du foie).* Le fonctionnement trop actif de l'axe cérébro-spinal, expliquerait la production exagérée de la cholestérine, et par cela même sa précipitation dans le liquide biliaire. C'est pour la même raison que les jeunes femmes nerveuses et impressionnables seraient atteintes si fréquemment de coliques hépatiques.

En dehors de ces conditions, encore un peu hypothétiques, où la cholestérine se précipite parce qu'elle est en excès, il faut admettre l'influence perturbatrice qui résulte de la modification des autres éléments de la bile, la diminution des sels de soude (Thénard), l'apparition de la chaux dans la bile (Branson et Frerichs), l'acidité de la bile sous l'influence surtout d'un régime exclusivement animal ; enfin, l'inflammation des conduits biliaires qui, en amenant une hypersécrétion muqueuse, peut devenir le point de départ d'un noyau autour duquel se déposera la cholestérine.

Ces circonstances sont dominées par les individualités, par la diathèse arthritique, par un trouble général de la nutrition, par le sexe (les femmes sont plus exposées que les hommes), par l'irrégularité des repas (Duj. Baumetz), par le défaut d'exercice, etc.

Lorsque les repas sont trop espacés, pense M. Baumetz, ou lorsque, comme le font certaines personnes, on ne prend qu'un seul repas par jour, on met le liquide biliaire dans des conditions favorables au dépôt de la cholestérine.

Les diverses causes indiquées sont dominées par une prédisposition particulière de l'individu, qu'il nous est impossible de déterminer.

Les observations fort nombreuses de M. Willemin lui ont permis de noter assez fréquemment la transmission de la maladie, ou encore le développement de l'affection calculeuse chez les enfants, dont les parents étaient atteints d'une autre maladie du foie.

Aussi, comme la transmissibilité de cette maladie est hors de doute, l'honorable praticien que nous venons de citer veut-il, dans l'intérêt du fœtus, que l'on cherche à modifier, si ce n'est avant, du moins pendant la gestation, l'organisme de la mère, par le traitement le plus efficace.

L'innocuité de la médication alcaline appliquée pendant la grossesse est parfaitement établie.

***

C'est au moment où elles s'engagent dans les canaux excréteurs, que les concrétions biliaires occasionnent les accidents qui constituent l'attaque de *coliques hépatiques*. Leur simple déplacement peut aussi produire des phénomènes aigus.

La contracture douloureuse des fibres musculaires lisses des canaux excréteurs du foie, est un des phénomènes les plus importants de la colique hépatique (1).

La sensation reflexe peut être assez intense, soit parce que ce calcul est anguleux et hérissé d'aspérités, soit parce que le sujet est doué d'une vive susceptibilité nerveuse, pour que la contraction s'étende à tout le conduit, de manière à immobiliser pour un temps le calcul.

(1) MM. Renaut (de Lyon), Grancher, après MM. Sappey et Fort, ont montré, malgré Kolliker et autres, qu'il existe manifestement des fibres musculaires lisses dans les conduits excréteurs de la bile, et que ces fibres musculaires se trouvent disséminées au milieu des faisceaux de tissu conjonctif et élastique, constituant la couche fibreuse de ces conduits.

Ils ont mis en outre complètement en lumière ce fait déjà connu, que les inflammations accidentelles augmentent cette couche musculaire. Dans les cas pathologiques, elle peut s'hypertrophier (Broca, Hérard, Bouisson, Deville).

Si les coliques hépatiques surviennent le plus habituellement après le repas principal, cela tient à ce que la sécrétion biliaire est sollicitée par le travail de la digestion ; la vésicule entre en contraction pour verser dans l'intestin la bile qu'elle tient en réserve, et ce flux bilieux entraîne ainsi les concrétions qui s'étaient formées.

Les douleurs se font sentir d'abord au creux de l'estomac, au pourtour de l'ombilic, à l'hypochondre droit, puis elles s'irradient dans la partie correspondante du dos et quelquefois jusqu'à l'épaule et au cou.

On a également signalé la transmission de la douleur calculeuse de l'hypochondre droit, ou de l'épigastre à l'hypochondre gauche ; dans certains cas, elle a eu son point de départ à gauche et elle a été exclusivement ressentie de ce côté. Ce sont là des phénomènes de sensibilité reflexe, attribués aux communications nerveuses qui existent dans cette région.

Il existe en même temps une agitation continuelle, une anxiété inexprimable ; l'intensité des douleurs oblige le malade à changer continuellement de position, à se plier en deux, à se coucher dans mille positions bizarres.

Des vomissements surviennent, la face est altérée, les yeux sont abattus, les lèvres cyanosées, le corps froid, etc.

L'ictère qui se manifeste pendant ou après une crise calculeuse, consiste parfois en une simple coloration jaunâtre de la conjonctive.

. La constipation est la règle : ce symptôme dépend sans doute de l'altération même des qualités normales de la bile. Une médication propre à combattre cette disposition doit par cela même modifier la tendance à la constipation.

L'attaque de colique hépatique peut se composer d'un ou de plusieurs accès qui se terminent souvent d'une manière brusque, lorsque le calcul a repris sa place primitive ou lorsqu'il a été expulsé dans l'intestin.

A mesure que les accès se reproduisent, leur durée devient de plus en plus longue : — ils peuvent n'être que de quelques minutes où persister pendant douze, seize heures et même plusieurs jours de suite.

Lorsque les concrétions sont entraînées, aussitôt après leur formation, sous forme de sable ou de matières pulvérulentes, alors les malades n'éprouvent aucun accident, ou bien ils ne se plaignent que d'un sentiment de gêne peu douloureux.

L'ictère catarrhal, qui est consécutif à une cholécystite, c'est-à-dire à l'inflammation des conduits excréteurs de la bile, inflammation le plus souvent secondaire et résultant presque toujours d'une irritation plus ou moins vive de la partie supérieure de l'intestin, du duodénum, peut s'accompagner de phénomènes douloureux, analogues à la colique hépatique. Vulpian et d'autres ont démontré qu'il peut se former, dans ces cas, une sorte de bouchon muqueux qui oblitère les conduits excréteurs à la façon des calculs biliaires.

* *

La première indication du traitement de la colique hépatique est d'engourdir la douleur, de remédier à l'exaltation sensitive des papilles nerveuses que l'on remarque dans les canaux biliaires, aussi bien qu'à la contraction spasmodique des fibres musculaires lisses des canaux.

Les injections hypodermiques des sels de morphine répondent à ces deux éléments, sensibilité et contraction, et produisent une détente favorable à l'élimination des corps étrangers.

M. Baumetz recommande d'associer l'atropine à l'opium et conseille la formule suivante :

Chlorydrate de morphine......	0,10
Sulfate d'atropine.............	0,01
Eau distillée de laurier-cerise..	20 grammes.

La seringue pleine renferme ainsi un demi-centigramme de morphine et un demi-milligramme d'atropine.

* *

Quelques personnes ont l'habitude de s'administrer elles-mêmes ces injections ou de se les faire administrer par leur entourage : nous leur donnerons quelques conseils à ce sujet.

Il y a tout avantage à se servir de solutions concentrées : celles qui sont très étendues (au centième, au cent cinquantième, par exemple), sont seules douloureuses.

Les injections hypodermiques, pratiquées avec une solution au vingt-cinquième ou au trentième, ne causent de douleur que si on les fait avec des aiguilles mal entretenues ou insuffisamment acérées, ou bien si l'on hésite en enfonçant l'aiguille dans le tissu cellulaire. Il faut pincer fortement la peau et faire pénétrer l'aiguille d'un seul coup et très rapidement ; dans ce cas, la douleur est nulle ;

à la condition que l'aiguille ne soit pas émoussée.

Pour éviter le malaise et les nausées qui accompagnent presque toujours les premières injections, il faudra que le patient garde le repos le plus absolu. Au reste, ce malaise ne reparaît plus après quatre ou cinq injections, et ces petites opérations, au bout d'un certain temps, semblent ne plus avoir aucune action sur la digestion ; il sera d'ailleurs bon de n'y avoir recours que lorsqu'elle sera à peu près terminée.

Il vaut mieux faire l'injection *loco dolenti;* mais cela n'est pas indispensable : lorsqu'elle est faite au point douloureux, la douleur cesse avant que le malade éprouve les effets généraux de la morphine ; lorsqu'au contraire, elle est faite sur un autre point, les effets généraux précèdent la cessation de la douleur locale : mais tous ces effets se succèdent avec une grande rapidité, puisqu'au bout de trois ou cinq minutes, tous les deux se sont produits : le mode opératoire est donc peu important.

Quelques médecins ont obtenu, avec de simples injections d'eau ordinaire, des phénomènes de sédation aussi accentués que ceux qui accompagnent l'emploi des préparations de morphine.

L'innocuité absolue de la substance employée et les résultats obtenus nous engagent à appeler sur les injections d'eau toute l'attention de nos lecteurs. On peut toujours commencer par là.

**

Plusieurs confrères estiment que la souffrance est nécessaire à l'expulsion des concrétions hépatiques ou rénales ; pour eux, toute intervention dans le but de soulager le patient arrête et entrave leur élimination.

Sans vouloir mettre complètement en doute une opinion qui me paraît peu fondée, je continuerai à croire, jusqu'à nouvel ordre, qu'il y a beaucoup plus d'avantages que d'inconvénients à calmer la douleur : le médecin doit toujours soulager, lorsqu'il ne peut pas guérir.

En dehors des injections, le calme pourra être obtenu avec un lavement de chloral (deux ou trois grammes dans un verre de lait additionné d'un jaune d'œuf), par quelques inhalations de chloroforme (en mettre une vingtaine de gouttes sur un mouchoir et revenir à la charge, par intervalle, de façon à produire une certaine anesthésie), par les cataplasmes laudanisés, les grands bains, les boissons glacées, etc.

Les capsules d'éther et de térébenthine qui ont remplacé l'ancien remède de Durande, paraissent moins agir comme lithontriptique que comme antispasmodique. Cette dernière influence est d'ailleurs moins sûre, que pour les médicaments désignés plus haut.

**

Je n'ai pas à insister davantage, attendu que la crise hépatique n'est que l'effet de la lithiase qu'on vient traiter à Vichy. C'est à la cause qu'il faut premièrement s'adresser.

Les eaux de la *Grande-Grille*, administrées *intùs* et *extrà*, n'agissent certainement pas d'une façon immédiate sur les calculs déjà formés, pas plus que les prétendus lithontriptiques, jadis si vantés (on ne saurait admettre rationnellement une dissolution pure et simple) ; mais elles préviennent leur accroissement et la formation de nouveaux corps étrangers ; elles augmentent la fluidité de la bile, condition bien propre à entraîner les grumaux choléristiques ou autres, qui peuvent se trouver dans les voies biliaires. Les malades perdent consécutivement la fâcheuse aptitude qu'ils avaient contractée.

M. Ritter a constaté, d'après l'analyse de six mille échantillons, qu'en général, les parties externes du calcul sont plus riches en cholestérine, et que le noyau est la partie la mieux fournie de sels organiques.

Cette donnée est importante, si on la rapproche de cette autre, savoir: que la cholestérine est insoluble dans les alcalis. L'action des eaux de Vichy serait alors considérablement atténuée, mais non efficace, comme on l'a dit. La cure alcaline serait, au contraire, très utile, dans les cas où la cholestérine est réunie au centre ou disséminée en paillettes, à travers les matières colorantes, car alors, sous l'influence du bicarbonate de soude, les composés organiques à base de chaux, sont transformés en composés alcalins solubles, qui ne se déposent pas et le calcul cesse de s'accroître. Il y a plus, le calcul déjà formé peut se désagréger peu à peu, par suite de l'action des alcalins sur les matières colorantes qui en sont comme le ciment.

En faisant des réserves plus haut, nous songions à l'action éliminatrice des eaux, à l'impulsion donnée aux oxydations organiques par le traitement alcalin. Il en résulte une diminution dans la quantité des matières grasses inutilisées, et, par suite, une diminution dans la production de la cholestérine.

« Que la théorie chimique soit juste ou erronée, ajouterons-nous avec M. Hirtz, (*Nouv. dict. de médecine et de chirur. pratiques, p. 598, T. A.*), que les exsudats interstitiels ou cellulaires du foie deviennent ou non solubles, que la bile devienne plus fluide et plus abondante, que le mucus vésical, ciment habituel des calculs, se dissolve en réalité, nous n'avons aucune raison de le nier, nous inclinons même à le croire. Mais ce que nous croyons surtout, c'est qu'un grand nombre d'engorgements du foie, les infiltrations graisseuses surtout, se résolvent sous l'influence des eaux de Vichy, c'est que *la diathèse calculeuse diminue* (voilà le point capital) et peut se dissiper sans que les calculs tout formés se dissolvent ; ce que nous savons enfin, par notre propre expérience, c'est que beaucoup d'ictères chroniques, liés au catarrhe des voies biliaires, se guérissent par la même médication. »

On ne trouve nulle part, de l'avis de M. Vigla, des ressources aussi efficaces ;

« Mon opinion sur la cure de Vichy, pour les coliques hépatiques, est, qu'aucune eau, pour quelque maladie que ce soit, ne présente une efficacité aussi grande ».

Tous les observateurs sont unanimes sur ce point :

Les recherches de MM. Martin-Damourette et Hyades (*Ac. des sciences, 1880*), ont mis en lumière l'action non douteuse des alcalins sur l'augmentation du chiffre de l'urée secrétée en 24 heures, et, par cela même, leur action sur le foie, considéré comme l'organe le plus actif de la formation de cette urée.

M. Baumetz, parlant de l'action de Vichy, dans ses leçons de thérapeutique (*Traitement des maladies du foie et des reins, p. 34*), dit ceci : « Oui, la sécrétion de la bile n'est peut être pas augmentée, mais les alcalins, en modifiant les fonctions de nutrition, en régularisant les fonctions digestives, en calmant les inflammations de la muqueuse duodénale, en agissant sur la circulation du foie et en modifiant la bile, les alcalins, dis-je, ont une action manifeste sur l'excrétion de la bile et sur la glande hépatique. »

Il est constant qu'après une ou deux saisons, les malades ont généralement plusieurs années d'immunité. Mais il importe qu'ils reprennent ce traitement et qu'ils le suivent de nouveau, à la première atteinte du mal.

Karlsbad, Vittel et d'autres stations qui réclament les coliques hépatiques, ne sauraient rivaliser avec Vichy, à ce point de vue.

L'alimentation végétale doit être préférée à l'alimentation animale; on peut même prendre au réveil, pendant plusieurs semaines, 120 grammes de suc d'herbes (laitue, chicorée, pissenlit) additionnés de 5 grammes d'acétate de potasse; on peut user avec profit de tous les légumes de saison, épinards, laitue, chicorée, artichauts cuits, topinambours, carottes, panais, patates, asperges, haricots verts, petits pois, pommes de terre, radis, choux, cresson, romaine, escarole, mâche, pissenlit, etc.

Tous les fruits peuvent être journellement servis; une saison de raisins est bien indiquée.

Les olives, amandes, noix, noisettes, pistaches ne devront être que tolérées; mais il ne sera nullement nécessaire de se donner des indigestions de *carottes*, mets exploité de temps immémorial par la gent hôtelière. Ces enfants de l'Auvergne, race économe, en sont arrivés à persuader aux étrangers que la carotte

est un remède salutaire des affections du foie,
et ils profitent de cette crédulité absurde, pour
en surcharger leurs tables. Je comprends que
certains convives puissent se trouver en effet
soulagés, en voyant quelque chose de plus
jaune qu'eux, mais pour le reste des mortels,
il serait bien temps de mettre fin à cette antique supercherie.

Les malades éviteront les substances grasses, les farineux, les pâtisseries, les fromages
avancés, les mets épicés, les repas trop copieux, l'oseille, les tomates, les poissons et
les crustacés difficiles à digérer, les champi-
gnons et les truffes ; ils devront, par un exercice régulier, activer les mouvements de composition et de décomposition organique.
L'exercice est d'autant plus indiqué ici, que
la vie sédentaire, le repos forcé, semble être
l'une des causes les mieux démontrées de lithiase biliaire. Les voyages et les déplace-
ments peuvent même devenir nécessaires.

On ne saurait trop proscrire les alcooliques,
le café et les liqueurs fermentées : tandis que
le vin et la bière ont peu de tendance à produire les maladies du foie, l'alcool, pris sous
forme de liqueurs spiritueuses, se montre, au
contraire, très délétère sous ce rapport.

Lorsque l'ictère persiste et entraîne des démangeaisons pénibles, le massage et les bains de vapeur calment momentanément ce prurit désagréable. Les diurétiques et le lait favoriseront l'élimination de la bilirubine.

IMPALUDISME CHRONIQUE, ENGORGEMENTS, HYPERTROPHIE DE LA RATE.

Les manifestations de l'impaludisme que nous avons à traiter le plus souvent à Vichy, ne se sont développées qu'à la suite d'accidents fébriles plus ou moins prononcés, et, on les observe chez les personnes, que leur profession a obligé de séjourner momentanément dans des pays marécageux.

L'indigène de ces contrées est beaucoup moins exposé aux accidents aigus; mais cette espèce d'immunité est compensée par un autre mode d'impression morbide, qui s'accuse par une déchéance, par une altération profonde de l'organisme. L'intoxication paludéenne paraît alors avoir des racines plus profondes dans l'économie et elle est plus rebelle au traitement.

Le sang s'altère sous l'influence du miasme paludéen, les globules rouges diminuent et les organes hématopoiétiques, la rate, les glandes lymphatiques, primitivement atteints, ne peuvent plus concourir à leur formation ; il y a augmentation dans la destruction et diminution dans la reconstitution des globules.

Concurremment, on observe parfois une augmentation notable des globules blancs ou leucocythes.

La proportion de l'albumine diminue, et comme le sang a perdu de sa plasticité, qu'il est plus fluide, ces deux circonstances contribuent pour une large part au développement des œdèmes, des hydropisies, que l'on observe si fréquemment à la suite des fièvres d'accès.

Ces altérations du sang nous rendent compte des dégénérescences viscérales, de l'anémie, de la cachexie profonde, qui sont la caractéristique de la maladie paludéenne.

Des congestions viscérales se produisent habituellement pendant le premier stade de frisson ; le sang éprouve un mouvement de concentration vers le centre et se porte vers les organes profonds.

De là les engorgements, les hypertrophies de la rate et du foie.

L'engorgement splénique est le plus souvent un état aigu, caractérisé par l'augmentation de volume de l'organe, par la grande quantité de sang coagulé qu'il contient, par la diffluence de son tissu.

L'hypertrophie, plus immédiatement liée à la cachexie palustre, est, par contre, une lésion chronique dans laquelle l'organe acquiert un volume encore plus considérable. Elle ne se constitue définitivement qu'après une série d'accès, et ne peut revenir sur elle-même que par une longue apyrexie.

La rate ne s'engorge pas dans toutes les fièvres intermittentes ; on voit en outre très-fréquemment des engorgements considérables se développer lentement sans qu'il ait jamais existé de pyrexie.

Cela se voit surtout chez les personnes qui séjournent dans des contrées marécageuses et qui vivent d'ailleurs dans des conditions hygiéniques déplorables.

L'hypertrophie a une marche lente et essentiellement chronique : ce n'est, en effet, qu'au bout de plusieurs mois, d'une ou de plusieurs années, que la rate acquiert des dimensions énormes.

Si dans certains cas la rate peut avoir un volume considérable sans exciter aucun trouble bien marqué dans l'économie, le plus souvent les malades perdent peu à peu leur embonpoint et leurs forces ; les muqueuses se décolorent, et, tôt ou tard, il se forme un épanchement séreux.

Le plus souvent, le poids de la tumeur détermine un malaise, une tension dans l'hypochondre gauche, qui augmente dans les mouvements et dans la marche.

**

Grisolle ne pense pas que la rate hypertrophiée puisse revenir à son volume normal : « Une altération aussi profonde ne peut pas, dit-il, se résoudre en quelques jours, ni même en quelques semaines, à supposer même qu'elle soit curable, ce qui est encore fort contestable. »

Il y a là une distinction importante à faire. Nous ne pensons pas que la rate puisse reprendre ses dimensions habituelles dans l'hypertrophie avec ramollissement et dans l'hypertrophie avec induration, avec développement de la trame fibro-musculaire et dégénérescence lardacée.

Mais il ne saurait en être de même dans l'hypertrophie simple, où l'organe conserve sa coloration, sa densité et sa texture spongieuse. La rate, dans ce cas, pourra revenir sur elle-même, si on soustrait le malade aux influences méphitiques et s'il suit rigoureusement le traitement que nous allons indiquer.

L'efficacité de la médication thermale alcaline est d'une notoriété si populaire, que les malades du Nivernais et du Berri, du Bourbonnais et de l'Auvergne, où les fièvres intermittentes sont endémiques dans certaines localités, ne manquent jamais d'aller chercher, soit à Pougues, soit à Vichy, la guérison des accidents consécutifs à l'empoisonnement miasmatique. Ici, dit Trousseau, la notoriété publique est d'accord avec l'observation médicale. Une nouvelle preuve que nos eaux ne débilitent pas, c'est que nous les prescrivons avec profit à ces malades dont le sang est si évidemment appauvri. Cela n'a rien d'étonnant lorsqu'on se souvient de l'heureuse influence de l'Eau de Vichy sur les phénomènes de la nutrition, qui est si profondément troublée dans la cachexie palustre.

Le sel arsenical contenu dans les eaux a une action incontestable sur le parenchyme splénique.

Avec l'amélioration sensible qui se produit du côté de la digestion et de l'assimilation, on peut dire que l'organisme reçoit beaucoup plus qu'il ne perd.

Au reste, nous pensons que les choses se passent ainsi, non-seulement pour les affections du foie et de la rate, mais encore pour toutes les maladies que l'on traite à Vichy.

Sous l'influence du traitement thermal, l'appétit est augmenté, les digestions laborieuses deviennent faciles, les phénomènes de l'assimilation s'accomplissent sur une plus vaste échelle ; l'économie, non-seulement emmagasine des éléments de résistance pour lutter contre la déperdition, mais encore elle acquiert des forces nouvelles, une activité plus grande — ce n'est qu'exceptionnellement, à la suite de l'abus des eaux alcalines, par exemple, que les malades voient la débilité s'accroître, l'épuisement faire de nouveaux progrès.

***

La balnéothérapie, les douches locales et les bains fournissent aussi contre la cachexie palustre et les engorgements des viscères qui l'accompagnent, une arme puissante.

Au dire du Dr Fleury (*Traité d'hydrothérapie*), les douches froides, en pluie générale, et les douches locales, guérissent non-seulement les fièvres d'accès simples à l'égal du sulfate de quinine, mais encore triomphent des engorgements viscéraux.

Sans partager complétement cette manière de voir, nous donnons une grande valeur aux applications bien dirigées de l'hydrothérapie, et il nous a été donné d'en observer les heureux résultats, dans des cas où la rate avait déjà atteint d'énormes proportions.

Le traitement hydrothérapique aura une action d'autant plus prononcée, qu'il sera plus rapproché du début de la maladie.

Quant la congestion est peu prononcée, une petite douche froide, courte et à percussion légère, suivie d'une application générale, suffit pour ramener l'organe à l'état physiologique ; mais lorsque la rate est le siége d'une hypertrophie ou d'une hyperplasie, il faut que la douche splénique soit plus énergique, Si le contact de l'eau froide ne peut être supporté assez longtemps par le malade, on fait intervenir la douche chaude avec la douche froide, soit pour combattre l'endolorissement de la région, soit pour exercer sur l'organe une action résolutive. (Beni-Barde.)

***

A la suite des explications qui précèdent,

je puis répéter ce que j'ai signalé ailleurs, à savoir que les plus belles théories ne sont rien lorsqu'elles n'ont pas reçu la consécration expérimentale, et celle-ci a incontestablement plus de valeur que les hypothèses plus ou moins subtiles forgées de toute pièce, dans le recueillement du cabinet.

Je ne me mets donc pas en peine du mode d'action des eaux de Vichy, l'essentiel, pour les malades et pour le praticien, est que la pratique médicale ait consacré leur usage, et que leur emploi soit couronné de succès.

DIABÈTE SUCRÉ

Tout le monde s'accorde aujourd'hui à considérer le diabète sucré comme une entité morbide, dont la glycosurie n'est qu'un symptôme : le nom de glycosurie doit être réservé à la présence transitoire, dans l'urine, d'une certaine quantité de sucre. Ce phénomène passager n'offre que peu ou point de gravité, et l'on ne voit pas se dérouler à sa suite, la série des signes caractéristiques du diabète confirmé.

Nous n'avons pas l'intention de faire l'histoire de cette maladie constitutionnelle, ni de

18

nous appesantir sur les théories nombreuses
émises à son sujet. De volumineux ouvrages
ont été publiés, dans ces derniers temps, sur
la matière. Je me contenterai de les résumer
dans leurs points essentiels et de justifier
l'importance du traitement alcalin.

* *

Quelques médecins admettent la présence
constante d'une plus ou moins grande quantité de sucre dans l'urine normale, variable
pour chaque individu.

Le plus habituellement, de quelques déci-
grammes seulement, elle pourrait atteindre
un ou deux grammes sans qu'on soit en droit
d'y voir un caractère pathologique, du moment où cette quantité, en dehors de toute
précaution alimentaire, n'augmente pas et ne
porte aucune atteinte à la santé générale.

Jusqu'ici, les moyens d'analyse dont nous
disposions avaient été insuffisants pour démontrer d'une façon rigoureuse la présence
du sucre dans l'urine *à l'état normal*. Il n'y
a pas plus de deux ans, Külz (Pfluger's,
Archives, t. XIII), a opéré sur une quantité
d'urine qui n'était pas inférieure à deux cents
litres, et il a pu y rencontrer des traces bien
manifestes de glycose. Pavy est parvenu à

retirer d'une grande masse d'urine un liquide
qui réduisait la liqueur cupro-potassique et
qui était susceptible de fermenter, en donnant
naissance à de l'alcool et à de l'acide carbonique. Seegen a fait remarquer que seul l'examen à l'aide du polarimètre, des propriétés
optiques de ce résidu de l'urine normale,
pouvait fournir la preuve irrécusable de la
présence du sucre.

M. Duhomme, mon collègue à la Société
de thérapeutique, prétend, au contraire, que
le polarimètre n'a qu'une précision relative,
qu'il ne donne qu'une approximation de 50
centigrammes à 1 gramme. Avec l'analyse
par la liqueur de Fehling, on pourrait arriver
à des résultats bien plus complets.

Ce qui est sûr, c'est qu'il existe normalement du sucre dans l'économie. Cette substance a deux origines : les aliments et l'organisme lui-même. C'est surtout au foie qu'est
dévolue cette fonction glycogénique. En ana-
lysant comparativement le sang de la veine
porte et des veines sus-hépatiques, dans l'intervalle des digestions, on constate que le sang
sus-hépatique est plus riche en sucre que le
sang-porte. Donc, la transformation se fait
dans le foie. Le sucre est très inégalement

réparti dans l'organisme. C'est ainsi qu'il y a plus de sucre pendant la digestion, que dans l'intervalle des digestions ; plus de sucre dans le sang artériel que dans le sang veineux. Il faut toutefois faire exception pour la partie supérieure de la veine cave et du cœur droit ; à ce niveau, il y a beaucoup plus de sucre que partout ailleurs, ce qui s'explique par le voisinage du foie, qui est la principale source de production de cette substance.

Le sucre étant moins abondant dans le système veineux que dans le système artériel, cela tient à sa disparition dans les capillaires, où il est assimilé.

Ce pouvoir que possèdent les éléments anatomiques de s'assimiler les substances sucrées est beaucoup plus grand qu'on ne le suppose généralement, puisqu'on peut injecter dans le sang des animaux des quantités relativement considérables de glycose, avant que ce produit soit assez considérable pour produire la glycosurie. Mais dès qu'il atteint 2 grammes 1/2 à 3 grammes, il passe dans les urines.

Lorsque le sucre est ainsi en quantité trop grande il y a appel d'eau, dans la proportion de sept grammes d'eau pour un gramme de sucre. Le sang emprunte une partie de l'eau aux

tissus qu'il traverse, et c'est cette déshydratation qui détermine la sensation de soif, la polydipsie. D'autre part, l'accroissement de la
quantité d'eau contenue dans le sang augmente sa tension, et c'est alors que se produit la polyurie. La quantité des urines rendues augmente ou diminue avec le sucre.

Depuis la découverte établissant qu'on
pouvait reproduire artificiellement la glycosurie, chez les animaux, en piquant le plan-
cher du quatrième ventricule, à l'origine du
nerf pneumogastrique, ou en galvanisant le
bout central de ce même nerf, après sa section, on a successivement étendu le champ
de la lésion nerveuse. A l'heure qu'il est, il est
prouvé que la glycosurie expérimentàle peut
être provoquée par la lésion d'un grand nombre de points du système nerveux; tant central
que périphérique.

Ces faits ont permis d'attribuer à une lésion
nerveuse la glycosurie qui succède à des
chûtes, à des commotions, à des affections
organiques du cerveau, à des accès de colère,
à des émotions violentes, à des chagrins, à
des maladies convulsives.

L'absorption de certaines substances, telles
que l'oxyde de carbone, le chloroforme, le

curare est aussi capable de produire la glycosurie ; dans ces cas elle résulte moins de la
congestion du foie que d'un ralentissement de
la nutrition générale.

Une trentaine de théories ont été proposées
pour expliquer le diabète et la lumière n'est
pas encore faite. On tend cependant à le ran-
ger de plus en plus dans la catégorie des maladies liées à un vice de nutrition.

M. Bouchard s'est fait le champion de cette
conception pathogénique du diabète. Pour
lui sa condition préalable est un trouble nutritif d'origine nerveuse ou de toute autre origine, quelquefois acquis, le plus souvent con-
génital. Ce trouble consiste essentiellement en
un ralentissement de la nutrition ; il peut
rendre plus lente ou plus incomplète la transformation intra-organique des acides, de la
cholestérine, des graisses, de la matière azotée et même du sucre et provoquer l'obésité,
la lithiase biliaire, la gravelle, et enfin, quand
l'élaboration du sucre sera viciée, le diabète.
Il y a alors accumulation dans le sang du
sucre non utilisé, fixation d'eau dans le sang,
polyurie et glycosurie, déshydratation des
tissus, soif, défaut de consommation d'oxygène, abaissement de température ; puis ap-

paraissent les troubles nutritifs secondaires, albuminurie, azoturie avec ou sans polyphagie, phophasturie, consomption. Enfin peuvent apparaître des désordres plus profonds; les cellules anatomiques, modifiées dans leur constitution chimique, subissent plus facilement l'action des causes de destruction, leur puissance formatrice est viciée, les éléments de prolifération deviennent incapables de parcourir les phases successives de leur destinée normale, et l'on voit survenir les inflammations, les suppurations, les ulcérations, les caséifications et les gangrènes.

Il faut reconnaître que l'étude étiologique du diabète semble donner raison à cette manière de voir : toutes les causes de ralentissement de la nutrition peuvent en effet déterminer le diabète ; on l'observe chez les alcooliques, les gros mangeurs, les gens habitués à une vie par trop sédentaire ; on l'observe aussi chez les individus qui, par hérédité, rentrent dans la catégorie des diathésiques à nutrition retardante.

La plupart des diabétiques ont, parmi leurs ascendants, des rhumatisants, des polysarciques, des goutteux, des asthmatiques, etc.

Ces circonstances établissent une différence

tranchée entre la glycosurie accidentelle et le diabète, qui a une action si complexe. On serait même porté à croire que la maladie diabète comprend des affections de diverse nature, un ensemble d'états différents, avec un symptôme commun : la glycosurie.

M. Lancereaux a mis sous les yeux de l'académie (13 nov. 1877) des pièces pathologiques montrant des lésions profondes du pancréas, chez des sujets qui ont succombé à la suite d'une affection diabétique, avec polyphagie, polydipsie, maigreur excessive, glycosurie abondant, en un mot, avec tous les caractères du diabète maigre.

Considérant qu'il existe une relation causale entre les altérations graves du pancréas et le diabète dont nous venons de parler, il a pensé qu'on pouvait le considérer comme une espèce particulière de diabète.

**

S'il existe encore des divergences sur les origines et la nature du diabète, il ne saurait y en avoir sur ses manifestations multiples :

Du moment que le diabète étreint l'organisme et l'enserre de partout, on comprend, qu'à un moment donné, chaque appareil puisse être le siège de perturbations plus intimes, plus personnelles.

La déshydration des tissus, d'une part, leur imprégnation de sucre, de l'autre, constituent une imminence de tous les instants : vienne une occasion, il suffira d'un incident brusque, insignifiant en apparence, pour faire d'un homme presque valide un véritable moribond.

L'Iliade des maux qui menacent les diabétiques est telle, qu'on peut dire qu'ils côtoient constamment un précipice. Ainsi, est-il naturel de leur appliquer ce que Michel Lévy a dit des sujets atteints de débilité primitive ou acquise : « Vulnérables à toutes les influences du dehors, leur existence est une lutte et presque un artifice ; ils sont réduits à vivre en serre chaude. Ils ne peuvent supporter les modifications hygiéniques au-delà d'une stricte mesure ; encore moins savent-ils en braver les vicissitudes. S'ils durent, et l'on en voient qui atteignent la longévité, c'est grâce aux soins minutieux dont ils s'entourent ; comme des avares, ils couvent leur trésor, c'est-à-dire le peu de vitalité qui leur est échue et ne la dépensent qu'en petite monnaie. »

Cette réserve n'est nullement exagérée ou inutile, car le poumon se prend à propos d'un coup de froid qui passerait inaperçu pour un homme sain ; des plaies interminables, la gangrène même succèdent à de légers traumatismes ; quelques repas déréglés avec abus des féculents suffisent encore pour faire perdre en un instant les bénéfices d'une amélioration péniblement obtenue.

Je dois cependant faire remarquer que les complications glycémiques sont moins fréquentes et moins graves qu'elles ne l'étaient autrefois, qu'elles se montrent plus exceptionnellement dans la clientèle privée que dans les hôpitaux. Cela tient à la même raison. Jadis on ne connaissait pas le diabète comme aujourd'hui, il restait longtemps méconnu, par conséquent non traité ; ses ravages n'en étaient que plus foudroyants. C'est ce qui arrive encore pour les individus débilités qui ne se soignent qu'à la dernière extrémité.

Les gens du monde, au contraire, se mettent en garde, tant au point de vue du régime que du traitement spécial, dès que quelques signes, dont la connaissance est devenue usuelle, viennent leur donner l'éveil.

En dehors de la polydipsie, de la polyurie, des taches poisseuses du linge, les manifestations cutanées constituent des complications courantes, dont l'apparition entraîne presque inévitablement un diagnostic précis et par suite une conduite en rapport avec cette découverte.

Le prurigo, le lichen, le muguet, l'herpès, l'eczéma, etc., se rencontrent sur les téguments des diabétiques ; toutes ces dermopathies peuvent entraîner promptement l'érysipèle, le sphacèle et le phagédénisme, mais le furoncle et l'anthrax se voient bien plus souvent, et, comme ils sont presque toujours précoces, ils prennent une signification et une importance réelles.

La nuque est le siège de prédilection de l'anthrax ; l'aspect de celui-ci est vineux et cyanosé, ce qui le distingue de l'anthrax ordinaire, qui a davantage l'aspect inflammatoire. Il est également plus diffus et cette tendance avait porté Demarquay à nier l'anthrax diabétique pour n'admettre que des phlegmons gangréneux. Cette aggravation funeste se montre très facilement en effet et on doit toujours la redouter.

L'anthrax des joues, heureusement rare, a le grand inconvénient d'entraîner d'ordinaire de la phlébite de la face et des accidents cérébraux.

Il est bien évident que la répétition des

anthrax est de mauvais augure. On est un peu revenu de la sévérité exclusive qui proscrivait, en pareil cas, l'intervention chirurgicale ; c'était vraiment le *noli me tangere*. On opère plus volontiers, de nos jours, bien que la circonspection n'ait pas cessé d'être de commande.

Presque toujours inutile dans l'anthrax furonculeux, l'intervention chirurgicale est souvent nécessaire dans l'anthrax diffus.

Malgré la gravité plus grande du phlegmon diabétique, la méthode des larges incisions présente autant d'avantages que dans le phlegmon diffus ordinaire. La principale complication est le sphacèle des bords de la plaie ; il empêche rarement la guérison, la cicatrisation est seulement un peu retardée.

Les terreurs anciennes étaient légitimées par la crainte de la gangrène ; celle-ci se greffe avec la plus grande facilité sur les tissus enflammés. Elle peut encore succéder à une obturation artérielle, à une irritation locale ; elle s'accuse alors par plaques aux extrémités, comme dans la gangrène sénile et prend facilement une marche expansive, surtout dans la période ultime.

La gangrène superficielle ne met générale-

ment pas la vie en danger, et la guérison est
la règle.

La gangrène profonde des extrémités est
presque toujours funeste ; elle est la dernière
expression de l'état glycémique.

Enfin, jusqu'à présent on ne connaît pas de
cas de guérison de gangrène pulmonaire diabétique, car, dans cet accident, la mort est
presque fatale.

En signalant les complications du diabète
par ordre de fréquence, je dois tout d'abord
indiquer celles qui portent sur le tube digestif
et ses annexes. La langue est sèche, pateuse,
rude, âpre ; il y a de la prolifération épithé-
liale, de la gêne dans les mouvements de l'organe ; la parole est difficile, embarrassée, la
salive visqueuse et *acide*, surtout avant les
repas, le matin de préférence, et pendant l'intervalle qui sépare chaque digestion.

Ce dernier trait est typique : cette acidité,
qui tient probablement à la décomposition de
la glycose et à la formation de l'acide lactique
donne à l'haleine une odeur aigrelette qu'on
n'oublie pas et qui a servi plus d'une fois à dé-
pister la glycosurie ; son contact au niveau
des commissures entraîne des exulcérations

qui peuvent devenir le point de départ d'un érysipèle vraiment dangereux.

La gingivite expultrice qui en résulte entraîne la carie des dents et leur effritement ; elles se détachent en quelque sorte par miettes, et leur chute successive mérite d'entrer en ligne de compte. Elle a permis à M. Vulpian, qui rapporte le fait dans sa clinique de la Charité, de flairer le diabète chez une femme de son service, âgée de 48 ans. On méconnaissait son état, lorsque le savant professeur, en voyant qu'il ne lui restait plus que trois dents, eût tout à coup l'idée d'examiner les urines de la malade. Les réactifs appropriés décelèrent promptement le sucre et le diagnostic fut définitivement établi.

Il est assez singulier de constater que la carie commence presque toujours par la deuxième molaire et progresse d'arrière en avant ; une explication inattaquable fait défaut, mais cette fréquence est établie par tous les observateurs. On l'a attribué avec vraisemblance à la disposition anatomique du canal de Sténon, qui s'ouvre près des molaires.

Si nous examinons les autres parties des voies digestives, nous constatons des troubles dyspeptiques, de la constipation (la diarrhée ne se montre guère que dans la période ultime), une augmentation du volume du foie (28 fois sur 100), des lésions profondes du pancréas qui coïncident plus spécialement avec le diabète maigre polyphagique, et une perte en assez grande quantité de matières grasses par les selles.

Ces constatations donnent crédit, une fois de plus, au courant scientifique qui tend à détruire l'unité pathologique du diabète. Tout porte en effet, à croire qu'il n'a pas une cause unique, une lésion et une évolution constantes; c'est un nom collectif qui désigne des états pathologiques multiples, reliés ensemble par un symptôme commun, la glycosurie.

Que les altérations auxquelles je viens de faire allusion soient légères ou profondes, elles constituent un nouvel élément d'adultération pour l'organisme. Son bilan de consomption se trahit en même temps par d'autres signes, par du prurit vulvaire, une irritation gênante de l'urèthre, le phimosis, la balano-posthite, la pyélite, la cystite, etc.

L'inflammation de la vessie, chez les enfants, entraîne consécutivement de l'incontinence.

La frigidité génésique est habituelle chez les diabétiques, sans que celle-ci puisse être attribuée au délabrement de la constitution ; elle peut aboutir à l'impuissance ou à la stérilité, probablement par suite de la modification que subissent les zoospermes dans le milieu sucré. C'est une cause de regrets et d'ennuis, aussi bien qu'une source de révélations propres à dissiper les obscurités du début.

Il existe une différence marquée entre la glycosurie légère de la grossesse et de la lactation et le diabète réel, qui survient à ce moment.

M. Matthews Duncan a pu rassembler 22 cas chez 15 femmes et fait voir la gravité de cette complication par rapport à la mère et à l'enfant. Des 22 grossesses, 4 se terminèrent par la mort de la mère. Sur 19 grossesses survenues chez 14 femmes : dans 7 cas, l'enfant, après avoir atteint l'âge viable mourut pendant la grossesse ; dans 2 cas, l'enfant naquit faible et mourut au bout de quelques heures ; ce qui fait 9 morts sur 19 cas. Ces observations montrent que le diabète peut survenir pendant la grossesse, qu'il peut ne se montrer que pendant la grossesse, qu'il peut cesser en même temps qu'elle, qu'il peut survenir après l'accouchement, et enfin, lorsque la guérison s'est effectuée, qu'il peut

ne plus se présenter dans les grossesses consécutives. En outre, elles nous font voir que
la grossesse peut se produire chez les femmes
diabétiques, que sa marche et sa terminaison
peuvent ne pas être troublées par la maladie
d'une façon appréciable, mais aussi que la
gestation peut être interrompue par la mort
du fœtus.

Pénétré de cette pensée que les excès vénériens prématurés jouaient un *certain rôle*
dans la production du diabète, j'ai provoqué
des aveux, et il m'a semblé que la perte de la
virilité correspondait souvent à un abus pré-
coce des organes sexuels. On dirait que la
nature, violentée, prend sa revanche, à la fois
sur l'organisme tout entier et plus particulièrement sur l'appareil reproducteur.

Le retentissement est d'ailleurs énorme
sur tous les points des voies génito-urinaires :
on observe des changements multiples dans
les urines ; la glycose ne se montre plus seule,
elle coïncide ou alterne avec l'azoturie, l'albuminurie, la phosphaturie, avec l'acide urique,
l'inosite, la créatine, etc., etc. L'aldéhyde,
l'acétone, les acides lactique, butyrique et
acétique, qu'on a décelés accidentellement,
sont dus, selon toute vraisemblance, à des fer-

mentations rapides et à l'abus de l'alcool, éliminé d'abord en nature et se décomposant ensuite.

Ces singularités se rencontrent surtout dans les formes insidieuses et intermittentes du diabète ; celui-ci ne se montre alors qu'à la dérobée, qu'à certains moments, reparaît ensuite à des intervalles plus ou moins éloignés.

D'autres fois, ses allures chroniques se modifient brusquement et subissent une progression rapide, aiguë, dont l'issue est généralement funeste.

Cette marche suraiguë s'observe de préférence chez les enfants et les sujets jeunes ; ils peuvent de la sorte être rapidement emportés.

Il semble que la gravité du mal diminue avec l'âge. Après 5o ans, son pronostic devient plus bénin. J'ai donné des soins à des vieillards âgés de plus de 75, de 80 ans, et dont la glycosurie n'a presque pas varié pendant une vingtaine d'années. A la suite du traitement alcalin, le sucre disparaît en grande partie, puis il se montre de nouveau en plus grande abondance, pour diminuer avec la cure annuelle. Quelques précautions hygiéniques et diététiques suffisent pour maintenir cet état

de choses. qui n'a réellement rien de pénible
ni de grave.

L'albuminurie est plus fréquente que ne le
croyaient nos prédécesseurs : pour Garrod,
elle existe dix fois sur cent ; pour d'autres
observateurs, cette proportion serait double
et triple.

Je me hâte d'ajouter qu'on avait exagéré la
valeur de cette complication. A en croire quelques auteurs, le diabétique devenu albuminurique serait menacé dans ses jours. Il n'en
est rien, et la preuve, c'est que l'albuminurie
a été rencontrée de préférence dans les diabètes
légers. Elle n'est pas due à des lésions rénales,
comme l'enseignait Rayer ; elle trahit simplement un trouble consomptif, et c'est à ce titre
qu'on la voit procéder quelquefois la phthisie
et la cataracte.

Je n'entends pas nier pour cela la néphrite
parenchymateuse ; il en résulte naturellement
un peu d'albuminurie, mais celle-ci est dis-
tincte de celle dont je viens de parler. Cette
néphrite est d'ailleurs généralement légère et
procède par oscillations ; le sucre baisse
presque toujours à ce moment.

Lorsque la néphrite interstitielle se montre,
elle s'explique par l'exagération fonctionnelle

du rein. Elle peut entraîner de l'anurie, c'est-
à-dire une véritable constipation rénale.

L'azoturie peut atteindre 80 grammes en
vingt-quatre heures (Jaccoud). Un médecin
allemand cite même le chiffre de 163 grammes
pendant le même espace de temps. Il se produit alors une sorte de balancement dans
l'élimination de l'urée et de la glycose ; quand
le chiffre monte d'un côté, il descend de
l'autre.

L'azoturie se montre aussi bien chez les
sujets gras que chez les individus maigres.
Chez les premiers, l'embonpoint persiste tant
que l'appétit est conservé ; l'amaigrissement
ne survient que lorsque l'assimilation laisse à
désirer : les digestions imparfaites disposent
évidemment à la consomption.

Je ne crois pas me tromper en estimant que
la moitié des diabétiques obèses ont de l'azoturie.

La phosphaturie, qui entraîne un certain
degré d'ostéomalacie, ne dépasse qu'exceptionnellement cinq et huit grammes par jour,
au lieu de deux ou trois. Cette perte insolite
prend tout de suite une signification considérable, quand on songe à l'importance des
phosphates et à leur rôle dans la plupart des

tissus, surtout dans les os et dans la substance cérébro-médullaire.

On a pensé qu'il y avait, dans ces cas, une assimilation défectueuse des phosphates en général, et peut-être plus particulièrement de ceux qui sont destinés à la nutrition de l'élément nerveux lui-même. Ceux-ci n'étant plus utilisés par le tissu qui devait les retenir, viendraient se joindre aux autres produits de l'excrétion urinaire, où l'analyse les fait retrouver.

Une pareille surélimination de phosphates est l'indice d'un haut degré d'affaiblissement. Les malades s'en plaignent amèrement et tombent dans une sorte de marasme et de découragement, dont il est difficile d'avoir raison. Ils se sentent vraiment amoindris et sont abattus à la moindre fatigue, par un simple déplacement de quelques centaines de mètres. Il faut alors user de tout son ascendant pour les secouer de leur torpeur et les empêcher de perdre complètement leur appétit qui leur est plus nécessaire que jamais. Il est absolument indispensable de tenter une diversion et d'éloigner les idées tristes.

Les troubles de la vue de diverse nature, la cataracte demi-molle en particulier, peuvent compliquer le diabète. Les enfants sont atteints aussi bien que les grandes personnes.

Les auteurs spéciaux s'accordent à dire que la rétinite, ou mieux les hémorrhagies rétiniennes diabétiques surviennent toujours à une période avancée de la maladie, lorsque l'état du malade est grave et que le diagnostic de l'affection générale est fait depuis longtemps. M. Coursserant a cependant rapporté des observations à la Société de médecine pratique, dans lesquelles l'affection oculaire a été le premier principe qui ait attiré l'attention. Je croirais même volontiers qu'il doit en être souvent ainsi ; mais l'examen ophthalmoscopique des membranes profondes de l'œil n'est pas fait assez souvent, pour l'affirmer d'une façon positive.

Les autres désordres de l'œil sont constitués par de l'amblyopie à divers degrés et par une kératite.

Contrairement à ce qui existe pour l'anthrax, l'opération peut presque toujours être tentée avec profit, en fortifiant préalablement le sujet.

J'ai relégué au dernier plan, parce qu'elles mettent trop souvent un terme à la maladie, les complications thoraciques. Je dois citer tout d'abord la pneumonie lobaire, qui passe si facilement à l'état chronique, à la suppuration et à la gangrène. C'est ce qui prouve une fois de plus combien l'économie est disposée à des inflammations de mauvaise nature.

Le sommet se prend de préférence, et il suffit d'un point de départ futile pour qu'il en soit ainsi.

Il en est de même pour la broncho-pneumonie, pour la bronchite et l'œdème pulmonaire des diabétiques, qui ont une tendance à s'éterniser.

La tuberculose est la plus meurtrière des complications pulmonaires; dix-huit fois sur cent, le diabétique finit de cette façon. La tuberculose se montre d'autant plus facilement que le sujet est plus jeune. C'est pour cela que des diabétiques goutteux qui ne sont pris que dans l'âge adulte succombent moins. M. Charcot a insisté sur ces données et a contribué à les vulgariser. Cette tuberculose tardive est la dernière expression de la misère physiologique. En général, elle est plus sèche, entraîne moins de crachements et de cavernes que chez les malades ordinaires; l'haleine est moins fétide, les hémoptysies rares, l'expectoration tardive.

En revanche, on trouve parfois des noyaux de gangrène autour des granulations.

Les crachats contiennent du sucre, comme la plupart des humeurs de l'économie ; il n'y a que peu ou point de fièvre ; lorsqu'elle se montre, la glycose disparaît.

Les sueurs ne coulent en abondance qu'au dernier degré de l'éthysie. Cette sécrétion exagérée est toujours un mauvais signe dans le diabète, car elle diminue l'excrétion urinaire et par suite celle du sucre qui se concentre de plus en plus. Sans doute, on peut trouver dans la sécrétion des glandes sudorifiques une proportion surabondante de sucre, comme l'a constaté Griesenger, mais cette élimination, même insolite, ne supplée jamais à celle du rein.

L'appétit est généralement conservé : c'est une circonstance assez caractéristique qu'il faut mettre en parallèle avec les dégoûts et les écœurements des poitrinaires proprement dits.

La tuberculose des diabétiques marche par répits ; elle est promptement mortelle, lorsqu'elle galoppe avec brusquerie.

Les complications nerveuses sont constituées par des convulsions, des troubles de la sensibilité (anesthésies et hyperesthésies partielles), des névralgies, des convulsions d'apparence épileptiforme, des paralysies, du coma, de l'aphasie, des désordres notables dans les facultés intellectuelles, etc.

M. Worms a décrit une forme de névralgie spéciale, propre au diabète. Elle aurait pour caractères de siéger dans les deux branches symétriques d'un même nerf; d'être beaucoup plus douloureuse que les autres névralgies ; de siéger de préférence dans les nerfs dentaires et sciatiques; de ne pas céder au traitement habituel des névralgies (quinine, morphine, bromure, etc.)

Des faits infirmatifs ont été publiés depuis; ils contredisent surtout la fréquence de la symétrie.

On a vu quelquefois la sciatique s'accompagner d'une éruption d'herpès suivant à peu près les branches de distribution du nerf.

Il va sans dire que l'économie n'est frappée dans ses œuvres vives, dont l'encéphale est la plus haute représentation, que lorsqu'on touche à la fin.

L'envahissement foudroyant du coma mérite de nous arrêter. Richardson et Proust en ont publié des cas singuliers : un malade de

,ce dernier, très actif, en pleine possession de ses facultés et peu éprouvé jusque-là par sa glycosurie, se met en route pour venir le consulter. Il est pris d'accident comateux et une mort rapide met, le jour même, un terme à son existence.

Une dame, âgée de 48 ans, vient de province à Paris pour solliciter la direction de M. Charcot. La veille de son départ, elle fait de nombreuses visites ; en rentrant à l'hôtel, elle est prise d'anéantissement, de dyspnée, d'une sorte d'ébriété particulière, qui aboutit en quelques heures à une catastrophe.

On a pensé, en pareille occurence, à une intoxication urémique ; mais l'explication ne tient pas devant les faits, il faut chercher ailleurs. Kussmaul a attribué avec raison ces terribles surprises à l'acétonémie, à l'apparition de l'acétone, qu'il a, en effet, décelée dans les urines. L'odeur de l'haleine rappelle alors celle du chloroforme.

D'après 386 cas de diabète, Frerichs explique de trois manières la mort brusque dans le diabète :

Il met dans un premier groupe les cas de mort subite par paralysie du cœur, par syncope. Dans le deuxième, ces formes, dans lesquelles existent des désordres gastriques accompagnés de céphalée, de délire, de coma avec angoisse et dyspnée. Dans le troisième groupe, il range les cas où se présentent les mêmes phénomènes, sauf la dyspnée. Toutes ces observations sont détaillées et suivies d'autopsies.

A côté de ces faits où la cause précise de la mort échappe, il ne faut pas oublier qu'il y en a d'autres où on peut la saisir anatomiquement. Frerichs cite trois cas de diabète avec hémorrhagie cérébrale. Deux malades moururent au milieu de phénomènes convulsifs ; on trouva des lésions de l'aorte et une embolie des vaisseaux cérébraux. Dans un troisième cas où il y avait eu du délire, de l'assoupissement, du coma, il existait une lésion syphilitique des vaisseaux cérébraux avec ramollissement des circonvolutions. Chez un autre malade, qui succomba avec tous les syptômes du coma diabétique, on trouva une thrombose des sinus ; chez un autre une méningite purulente. Les autopsies devront donc toujours être faites avec le plus grand soin.

* *

Je n'insisterai pas davantage sur les complications du diabète. Il me suffira de les avoir

signalées pour établir la nécessité d'un traitement assez énergique pour les prévenir.

Mais, que le diabète soit lié à une suractivité de la formation de la matière glycogène,
à l'exagération d'un fait physiologique (Cl.
Bernard), qu'il soit dû à un défaut de combustion du sucre, sans production en quantité
anormale de cet élément (Cantani) ou qu'il
soit occasionné par une modification pathologique dans l'absorption des féculents (Bouchardat), il reste acquis à la science que les
eaux alcalines possèdent une action, sinon
toujours curative, du moins, très favorable
contre cette affection.

Le bicarbonate de soude se trouve dans
tous les traitements et son emploi peut rationnellement se déduire de la plupart des
théories qui ont déjà vu le jour. Tous les auteurs ont recours à la médication alcaline, et
cet accord est d'un grand poids, parce qu'il
faut remédier aux troubles digestifs et au
défaut d'assimilation.

Ces deux indications s'imposent avec d'autant plus d'autorité, qu'il est plus urgent de
prévenir l'amaigrissement et la déperdition
des forces;

*
* *

J'ai cru qu'il serait bon d'invoquer l'autorité d'un homme compétent et étranger à la
pratique thermale, en ce qui concerne les eaux
de Vichy. J'emprunte donc les lignes qui suivent au *Traité du Diabète* du professeur
Lécorché (G. Masson, p. 432, 1877) :

« Les effets des eaux de Vichy se font rapidement sentir. On peut les constater dès
le deuxième ou le troisième jour de la cure:
ils consistent d'abord dans des modifications
chimiques de l'urine. L'urine, d'acide qu'elle
était, devient rapidement alcaline. La polyurie diminue. Les mictions se modifient.
Elles sont moins fréquentes la nuit, et se rap-
prochent de l'heure des repas, c'est-à-dire
qu'elles reprennent à peu près leur caractère
normal. En même temps, la soif et la sécheresse de la bouche disparaissent, et, dès la
première semaine, parfois même dès les premiers jours, baisse la glycosurie. Elle peut
même disparaître complètement. Le plus
souvent, l'élimination du sucre persiste, mais
dans des proportions moins grandes qu'à
l'arrivée du malade. L'appétit devient plus
considérable et le malade perd peu à peu le
dégoût qu'il avait pour les aliments azotés.

L'amélioration de l'état général, le retour

des forces, du moral et du sommeil, suit de très-près les changements subis par l'urine. Les eaux alcalines font, à n'en pas douter, disparaître tous les symptômes dus à l'intoxication sucrée ».

Et plus loin, M. Lécorché fait remarquer que, l'action des eaux de Vichy fut-elle passagère, n'en serait pas moins très-utile à l'état ultérieur du malade, attendu que la glycosurie ne reparait pas de suite avec la même intensité et qu'on peut, à l'aide d'un régime approprié, lui assigner des limites qui ne sont point incompatibles avec la santé : « Il suffit alors de revenir de temps à autre, à l'usage des eaux de Vichy, de recommencer une saison, pour prévenir les dangers d'une intoxication et ralentir la marche du diabète. Chaque nouveau traitement réalise pour nos malades la plupart des bénéfices que je viens d'énumérer. Ils quittent les bords de l'Allier, n'offrant plus dans leurs urines que des traces de sucre, alors, qu'à leur arrivée, la dose est quelquefois énorme.

Les forces reviennent et les symptômes pénibles disparaissent.

Ces résultats fixent, dans ma pensée, les limites de l'optimisme, au sujet de la médication alcaline. Celle-ci est avant tout *palliative ;* elle n'est qu'exceptionnellement *curative.*

.* *.

Nos eaux conviennent surtout aux diabétiques obèses, à ceux qui sont atteints de goutte ou de gravelle, et au début de la maladie. Il y aurait plus d'inconvénients que d'avantages à les administrer à des malades amaigris, épuisés par des hémorrhagies, des diarrhées prolongées ou dont le système nerveux ne possède plus que de faibles éléments de résistance.

En ne tenant pas compte de ces indications, on s'exposerait à provoquer l'apparition de l'état cachectique, précurseur de nombreuses complications.

.* *.

Le professeur Trousseau, dans ses cliniques, après avoir repoussé les diverses explications données par les chimistes, à propos de l'efficacité des alcalins dans le diabète sucré, conclut en proclamant les avantages de la médication alcaline.

« Les alcalins, dit-il, sont d'une incontestable utilité dans le traitement du diabète sucré. Ils agissent en tant que modificateurs puissants de l'appareil digestif, dont ils régularisent les fonctions ; ils agissent non en guérissant le diabète, mais en replaçant les malades dans ces conditions particulières de nutrition, en vertu desquelles la production anomale exagérée du sucre n'aura plus lieu.»

Et plus loin, l'illustre chef de clinique recommande l'usage des doses modérées et préconise l'exercice et l'hydrothérapie comme d'excellents moyens de stimuler les fonctions assimilatrices, en agissant sur les grands appareils de l'économie.

**

Dans une de ses leçons, M. Joffroy, déclarait récemment que le bicarbonate de soude, était indiqué dans le diabète.

Pour lui, une cure à Vichy serait très-utile, en raison surtout de ce que les malades prennent les alcalins dissous dans l'eau chaude, et que l'eau chaude diminue la quantité de sucre.

Par ce seul fait, il recommande la *Grande-Grille*, de préférence aux *Célestins*. Ce dernier point mérite confirmation.

**

M. Bouchard, après avoir recommandé les

eaux minérales alcalines, ajoute qu'il faut
être très réservé dans l'emploi de ces moyens,
dès qu'on constate l'apparition de l'azoturie.
Il ne faut plus alors conseiller au malade
qu'un exercice modéré ; il faut proscrire l'hydrothérapie. La valériane et l'arsenic paraissent devoir être exclusivement réservés à ces
cas, où l'azoturie vient compliquer la maladie
diabétique.

..

On devra également recommander à ces
malades une tranquillité morale aussi grande
que possible. On ne doit pas oublier que les
lésions du système nerveux peuvent produire
la glycosurie, et que les émotions vives, par
conséquent, aggravent le diabète.

La question des boissons est aussi très
importante. Le sucre contenu dans le sang a
besoin d'une quantité d'eau déterminée ; si
vous ne fournissez pas cette eau au sucre par
les boissons, il la prendra aux tissus, donnant
lieu à des troubles de nutrition générale.
Laissez donc vos malades boire à leur aise.
D'après le D\ W. Squire, l'eau additionnée
de quelques gouttes d'acide phénique employée en gargarisme, fait cesser la sécheresse
de la bouche et de la gorge.

20

La vie au grand air, sur les montagnes, au bord de la mer, des soins minutieux de la peau, bains fréquents, frictions, lotions froides, les distractions, devront être utilisés, chaque fois que cela sera possible.

L'exercice, la gymnastique thérapeutique, sont d'une telle utilité dans la glycosurie, que, quand il n'existe pas encore d'irrémédiables complications, tous les glycosuriques qui ont de la volonté, de l'intelligence et de la persévérance, guérissent, au dire du professeur Bouchardat, sans médicaments et avec la seule puissance de ces moyens hygiéniques.

Sous l'influence des mouvements rapides, une plus grande masse d'air est introduite dans les poumons.

Une quantité plus considérable d'oxygène est employée, il en résulte un surcroît de chaleur et de force ; cette chaleur et cette force nécessitent une consommation plus grande des matériaux alimentaires ; celui qui se prête le mieux à ces métamorphoses, c'est la glycose ; il est tout simple qu'étant détruite en plus grande proportion, elle n'apparaisse plus dans les urines, et que l'on puisse ainsi utiliser une masse plus grande d'aliments glycogéniques.

Il paraît extraordinaire, de prime abord, d'ordonner à un homme qui a perdu ses forces de se soumettre à un exercice plus ou moins pénible pour les récupérer, mais l'expérience a prouvé que la dépense devient chaque jour plus facile, non-seulement par l'habitude progressive, mais aussi par l'influence d'un régime bien réglé.

Nous n'avons pas besoin de dire que l'exercice, pour être profitable, doit être gradué ; il faut éviter l'excès qui conduit à la prostration et qui recule la guérison. On risque en effet de se heurter à deux écueils : Les sueurs profuses sont défavorables au diabétique, car, diminuant notablement la sécrétion urinaire, elles entravent l'élimination du sucre ; Prout a signalé, comme conséquence d'un surmenage corporel, des accidents qui ressemblent au coma diabétique. De plus, l'azoturie prohibe les exercices violents.

* *

Quant aux douches, elles agissent en soutenant les forces, en augmentant l'activité fonctionnelle de tous les organes. L'action tonique, corroborante, reconstitutive de l'eau froide soutient les malades, alors même que le mal est profond.

Pour quelques diabétiques, de légères modifications dans le régime suffisent avec l'exercice, pour consolider la guérison, pour le plus grand nombre, de constants efforts sont nécessaires et trop souvent infructueux.

L'alimentation des diabétiques doit avant tout être azotée; mais elle ne sera réellement réparatrice que si l'équilibre physiologique n'est pas rompu : les corps gras qui s'associent très-bien à presque tous les aliments suppléeront les féculents comme éléments de calorification. Dans le même ordre d'idées, pour suppléer à l'assimilation du sucre, on a conseillé, soit comme matière plastique, soit comme matière combustible, la lactose, la lévulose, la glycérine, les acides gras, les acides végétaux, la gélatine, etc. Les végétaux herbacés, dont l'inocuité est démontrée, contribueront à animer l'activité de la digestion intestinale, habituellement amoindrie chez eux, à régulariser les selles, et à combattre hygiéniquement la constipation si commune dans cette maladie.

Les principaux légumes que nous permettons sont : les épinards, la chicorée, la laitue, les artichauts, les haricots verts, les salsifis, les cardons, les concombres, les choux de

Bruxelles, les choux-fleurs, les choux; les salades de cresson, de pissenlit, de romaine, d'escarolle, de barbe de capucin, de mache, etc., (l'huile entrera pour une large part dans l'assaisonnement.)

Si le vin est avantageux par l'action tonique qu'il doit à la complexité de sa composition, l'alcool doit être prescrit avec modération, parce qu'il ralentit la nutrition et que les diabétiques ont une tendance à en abuser.

Les vins de champagne et autres vins gazeux, les limonades, la bière nouvelle, le cidre et toutes les boissons qui contiennent de la glycose, de la dextrine ou des acides, seront prohibés.

* * *

Dans la dernière édition de son Traité de pathologie interne, M. le professeur Jaccoud préconise en quelques lignes seulement l'usage du régime lacté dans le diabète sucré ; depuis cette époque, M. Jaccoud a observé plusieurs faits dans lesquels ce mode de traitement a bien réussi.

Mais ce moyen de est loin d'être applicable à tous les cas. Tout d'abord, un premier inconvénient est qu'il n'y a qu'un petit nombre de diabétiques qui puissent le supporter. Un certain nombre s'en fatiguent très rapidement. En outre, pour qu'il soit applicable, il est nécessaire que le malade ne présente pas un appétit exagéré, car le lait seul n'arriverait pas à soutenir ses forces. Dans ces conditions déterminées, cette nouvelle application du régime lacté donne presque toujours de très-bons résultats.

***

Nous avons nommé les corps gras : M. Claude Bernard (*Leçons de physiologie expérimentale*) a trouvé ce fait très-curieux, que sous l'influence d'une alimentation grasse, le sucre diminuait dans le foie, absolument de la même manière que si l'animal avait été mis à l'abstinence absolue, et il explique ce résultat en rappelant que les matières grasses sont exclusivement absorbées par les chylifères et qu'elles ne passent pas par le foie.

La graisse, quelle que soit la forme sous laquelle on l'administre, a en outre, pour avantage, en se déposant au début dans les tissus, de pouvoir prévenir ultérieurement la transformation trop précipitée du diabète gras en diabète maigre, et de retarder par ce seul fait l'apparition de la période cachectique.

La susceptibilité de l'appareil digestif devra ici servir de pierre de touche : il faudra, avant tout, éviter le dégoût, maintenir les forces du malade et concilier dans ce but et dans les limites du possible, un régime tolérable, l'hygiène alimentaire et le goût du malade.

*
* *

M. Bouchardat, croyant à la nécessité absolue de la privation des féculents, a, le premier, fait fabriquer du pain de gluten, qui ne contient que peu de fécule.(1).

En se plaçant à ce même point de vue, on a plus tard employé le pain de M. Bérenger-Féraud, où le son entre dans une très-notable proportion, le biscuit d'amandes douces de Pavy, le gâteau de MM. Camplin et Prout, fait avec du son, des œufs, du beurre et du lait, les biscuits d'inuline de Kultz, le pain d'amandes de Seegen.

Toutes ces prescriptions témoignent qu'on a eu uniquement en vue la considération chimique, et qu'on a le plus souvent oublié la considération digestive, dont il faut tout

(1) Les pains de gluten du commerce renferment encore, d'après Boussingault, jusqu'à 40,2 p. 100 d'amidon. Les plus renommés sont ceux de Toulouse, de Paris, de Londres, de Copenhague et de Carlsbad.

d'abord tenir compte. Le pain de gluten peut diminuer, pour ainsi dire, mécaniquement, la quantité de sucre contenue dans l'urine, mais il empêche parfois l'appétit de se relever ; il concourt à éterniser des digestions défectueuses, et par là à retarder des résultats véritablement satisfaisants.

Pour peu qu'il existe du dégoût pour le pain de gluten, je n'hésite pas à le remplacer par la croûte de pain ordinaire, qui est beaucoup plus azotée que la mie, et lorsque l'état de l'estomac en permet l'usage, je le restreins le plus possible.

Il serait à désirer qu'on mit en pratique l'idée jadis exprimée, de confectionner un pain pétri avec l'eau d'une des sources de Vichy. On obtiendrait ainsi un pain fort agréable et fort utile.

M. Mayet a fait des recherches intéressantes (*De l'alimentation des glucosuriques.* Baillière, 1871) pour prouver qu'on avait exagéré l'avantage qu'il y a à retrancher du régime des diabétiques un certain nombre d'aliments usuels ou de fruits, dont la privation est souvent fort pénible.

Un malade fatigué de faire usage du pain de gluten pourrait, d'après M. Mayet, varier

son régime, sans changer le résultat final de
sa digestion, en se contentant de manger
100 grammes de pain ordinaire au lieu de
150 grammes environ de pain de gluten. Si,
à une quantité donnée de pain, il voulait
substituer la pomme de terre, il pourrait en
manger, lorsqu'elle est cuite au four ou à
l'étouffé, trois fois plus que de pain ; et
comme la pomme de terre exige, pour être
transformée en purée, environ un poids d'eau
égal au sien, c'est donc 600 grammes de
purée de pommes de terres qu'il faudrait
manger pour faire l'équivalent de 100 gram.
de pain.

Le riz, qui retient beaucoup d'eau à la
cuisson, nous présente un chiffre bien plus
élevé encore, puisqu'il n'en faut pas moins
de 625 grammes pour fournir la même quantité de sucre que 100 grammes de pain.

Il en sera de même des haricots, des len-
tilles, des carottes cuites et des navets, qui
contiennent pourtant du sucre tout formé. Il
faut six ou sept fois autant de ces racines
cuites dans leur jus que de pain pour produire
la même quantité de sucre.

Si quelques fruits très-sucrés, comme les
figues, les raisins, certaines espèces de cerises,

de prunes, et particulièrement ces mêmes
fruits à l'état sec, ne doivent entrer qu'avec
ménagement dans le régime des diabétiques,
une certaine tolérance pour la plupart des
autres, qui ne contiennent guère que le
dixième de leur poids de sucre, ne constitue-
rait pas un écart de régime susceptible d'avoir
sur la marche de la maladie une influence
fâcheuse bien considérable.

***

La privation même très-rigoureuse des féculents, ne saurait constituer une médication
vraiment héroïque, puisque, quelle que soit
la nature de l'alimentation, chez les herbivores aussi bien que chez les carnivores, pendant l'abstinence, pendant la digestion et
même pendant la fièvre, le sang renferme
toujours *à peu près* les mêmes proportions
de sucre. (C. Bernard.)

Si le traitement du symptôme devait passer
avant celui de la maladie elle-même, on devrait aussi supprimer les substances azotées
qui servent également à la formation du glycogène. Elles se transforment plus difficilement en glycogène que les substances fécu-
lentes, c'est vrai, mais enfin elles subissent
cette métamorphose.

Ce serait donc une illusion que de compter, avec une foi absolue, sur la suppression des produits farineux et sucrés : il y a là assurément une indication thérapeutique considérable; mais rien de plus. L'essentiel est d'attaquer le mal dans ses racines, de viser la cause pathologique.

Ces observations s'adressent surtout aux diabétiques qui s'étonnent que les résultats obtenus ne soient pas toujours proportionnés aux privations qu'ils s'imposent, à ceux qui se laissent décourager lorsque leurs espérances ne se réalisent pas de tous points.

Avec un peu moins d'exagération, on éviterait tous ces désenchantements.

* *

Après ce qui précède, on ne s'étonnera pas de nous entendre dire qu'il nous répugnerait d'être aussi exclusif que le professeur Cantani, et de soumettre, pendant des mois entiers, nos malades, à la *diète carnée grasse rigoureuse*.

Avec le régime de M. Cantani, le malade ne mange absolument que de la viande ou des graisses à tous les repas.

Comme boisson, il n'y a de permis que l'eau pure, l'eau de seltz artificielle et la limonade

lactique après les repas (5, 10, 15, 20 gram.
d'acide lactique pur par litre d'eau).

C'est une erreur de croire que le diabétique
ait besoin de manger beaucoup de viande ;
il faut avant tout qu'il digère et qu'il assimile,
et une légère métilurie est préférable à la dénutrition qu'amène un régime que le patient
ne supporte qu'avec répugnance.

* *

L'oxygène administré en inhalations agit
comme dans toutes les maladies caractérisées
par un défaut d'oxydation, en se fixant sur
les globules et ensuite en agissant sur les
substances dissoutes dans le sang.

J'ai l'habitude d'en prescrire dix litres pour
commencer, le matin de préférence, et d'arriver au bout de quelques jours, à vingt
litres.

J'engage les diabétiques à ne pas faire ana-
lyser trop fréquemment leurs urines et surtout
à ne pas tenter eux-mêmes le dosage du sucre.
Leur moral se laisse trop facilement impres-
sionner et il faut éviter toutes les causes de
dépression.

* *

Il est bien évident que la cure alcaline ne

vous empêche pas d'avoir recours aux agents pharmaceutiques, qui, comme le bromure de potassium vanté par M. Felizet, où l'hydrate de chloral, paraissent avoir une heureuse influence sur le diabète.

Le docteur Ecklard a injecté sous la peau d'un chien une certaine quantité d'hydrate de chloral, puis il a pratiqué la piqûre du quatrième ventricule, et l'urine de ce chien ne contenait pas de sucre. Sur un autre chien, il a fait d'abord la piqûre du quatrième ventricule, il y a eu alors glycosurie ; puis il a pratiqué à cet animal une injection de chloral et le sucre a disparu des urines.

Il ne restait plus qu'à soumettre des diabétiques à l'emploi du chloral ; c'est ce qui a été fait avec de réels avantages.

DE LA UTGOTE

Tout le monde sait que la goutte est la maladie des riches, qu'elle a des affinités électives pour les petites articulations, provoque autour des jointures des concrétions et donne lieu à des troubles variés, surtout du côté des fonctions digestives.

Nous ne décrirons pas l'accès de goutte, ni

les symptômes prémonitoires de l'attaque aiguë, franche, avec ses intolérables souffrances
et ses phénomènes inflammatoires : la goutte
chronique seule nous intéresse et nous allons
tâcher de la découvrir sous ses accidents les
plus ordinaires, comme sous ses manifestations les plus obscures.

La diathèse goutteuse peut, en effet, se dissimuler sous les états les plus disparates en
apparence : ce sont des viscéralgies nombreuses, parmi lesquelles il faut citer celles qui
sont fixées sur les voies digestives, sur les
voies urinaires ; ce sont des névralgies, des
vertiges, des migraines, l'asthme, les hémor-
rhoïdes, certaines formes d'eczéma, etc.

M. Ollivier a publié un travail (*Acad. du
7 mai 1878*) d'où il résulte que dans la goutte,
il peut se faire, du côté du canal rachidien, des
manifestations caractérisées par une infiltra-
tion uratique de la face externe de la dure-
mère spinale et rentrant, par conséquent, dans
le cadre de la vraie goutte viscérale.

La gravelle urique est le *symptôme* le plus
fréquent de la goutte.

Les manifestations articulaires ne sont dans
bien des cas qu'une sorte de phénomène critique, jugeant temporairement la maladie,

qui, depuis longtemps, avait manifesté sa présence sur divers points ; il y a d'abord altération des fonctions de nutrition, consécutivement production en excès d'acide urique et seulement, après un certain temps, accumulation par insuffisance d'épuration rénale.

Les reins ne sont pas malades, dès la période initiale de la goutte ; ils fournissent, au contraire, un travail au-dessus de leurs forces et ce n'est que plus tard, par cet excès même de travail, dans un milieu vicié, qu'ils subissent des lésions plus ou moins profondes.

La goutte, nous l'avons déjà laissé à entendre, peut se larver sous les manifestations les plus singulières ; toutes les muqueuses peuvent subir l'influence de la diathèse. Ces manifestations vers l'estomac, la vessie, les bronches, etc., se traduisent d'abord par un trouble fonctionnel, et plus tard, par une altération des tissus. Comme elles surviennent dans bien des cas, longtemps avant la première attaque articulaire, ou pendant le long intervalle qui peut séparer deux attaques, elles peuvent chez des personnes prédisposées par l'hérédité ou le régime, permettre de diagnostiquer la goutte à sa période de formation.

Ces affections, sont encore utiles à connaître

au point de vue du traitement. Les remèdes spéciaux peuvent, en effet, échouer là où le traitement de la goutte réussit rapidement. (L. Charreyron. *Des manifestations de la goutte, 1876*).

**

La dyspepsie est quelquefois la seule révélation appréciable de la goutte ; dans d'autres cas, elle alterne avec différents accidents et fait alors partie des nombreux troubles de santé, connus sous le nom de goutte larvée. L'estomac, pour peu qu'il soit déjà malade, offre peu de résistance au mal et se trouve comme préparé à subir les dérivations de la goutte. Les digestions deviennent lentes, difficiles ; elles s'accompagnent de flatulence, d'éructations acides, de vertiges, de défaillances, de diarrhées persistantes, etc.

La précipitation de la cholestérine, d'où la fréquence des calculs biliaires et des coliques hépatiques, chez les goutteux, paraît être occasionnée par l'état catarrhal de la muqueuse des voies biliaires.

La dyspnée, la toux, l'asthme ont été considérés comme des complications de la goutte chronique ; la diathèse entraînerait une disposition aux congestions sécrétoires.

La goutte enfin fait encore sentir son influence sur les muqueuses génito-urinaires,
sur la congestion hémorrhagipare menstruelle,
sur la conjonctive, etc.

Dans les familles des goutteux on voit
souvent, dit M. Galtier-Boissière, ceux qui
ne souffrent pas de la goutte, être atteints,
l'un, d'asthme humide, l'autre, d'érysipèles
périodiques ; celui-ci d'une affection du foie
avec des calculs biliaires ; celui-là de gravelle
rouge. Il en est d'hypochondriaques, atteints
par des migraines affreuses, des maladies de
peau, etc.

Sous l'influence de la goutte, il se produit
une sorte de déchéance organique, un abaissement général de la force de résistance, qu'une
économie saine et robuste oppose aux atteintes
extérieures. Les moindres causes peuvent
tirer brusquement la diathèse de son état la-
tent : les lésions traumatiques, en particulier,
peuvent non-seulement amener un accès, mais
encore sa localisation, sous forme de concrétions tophacées. Ce qui arrive pour la goutte
se présente aussi, parfois, pour les autres
diathèses : un enfant scrofuleux se fait mal
au genou et l'inflammation scrofuleuse de
l'articulation se montre ; une personne pré-

disposée au cancer reçoit un coup sur le sein et la tumeur maligne évolue aussitôt. Il ressort de ces faits que la nutrition dans la santé ordinaire est de telle sorte équilibrée, que s'il existe quelque prédisposition diathésique bien marquée, le plus léger trouble peut faire apparaître la diathèse ou donner à la maladie un cachet spécial.

La diathèse goutteuse est dominée par la prédisposition héréditaire. Elle se développe, dans ce cas, indépendamment des tempéraments, des constitutions, et même chez des individus que leur position sociale et leur genre de vie sembleraient devoir mettre le plus à l'abri de ses atteintes.

La goutte acquise, au contraire, affecte plus spécialement certains sujets, tels que les gens pléthoriques, gros mangeurs, portés à l'obésité et adonnés à une existence oisive et plantureuse.

Les exceptions ne sont cependant pas très-rares.

La goutte est la maladie de la virilité : elle ne se déclare guère avant trente ou quarante ans. Elle semble être l'apanage presque exclusif du sexe masculin.

L'enfance et la première jeunesse des gout-

teux jouissent d'une espèce d'immunité et
cela tient probablement à ce que le système
nerveux dont l'action est à cet âge à son sum-
mum d'activité, tient presque tous les autres
systèmes sous sa dépendance. Les fonctions
respiratoire et circulatoire, surexcitées encore
par un exercice incessant, sont également
très actives et conséquemment, les combustions organiques, plus complètes aussi, doivent s'opposer à la formation de l'acide urique.
En outre, les matériaux azotés fournis par
l'alimentation sont, pour la plus grande part,
dépensés au profit de la croissance.

A mesure que la goutte s'invétère, les dépôts d'urate de soude s'accroissent, tant à
l'intérieur qu'au voisinage des articulations ;
celles-ci, par suite, deviennent rigides et se
déforment ; enfin l'élimination rénale se
montre de moins en moins active.

Sydenham pensait que, plus violente est
l'inflammation goutteuse, plus courts sont
les accès, plus longs les intervalles qui les
séparent. Il est possible que « la nature ait le
privilége de se débarrasser de la matière pec-
cante de la goutte à sa propre façon, en la
déposant dans les jointures, et l'éliminant
ensuite par la transpiration insensible, » mais

l'action destructive des accès contre-balance leur influence salutaire, car, à chacun de leurs retours, il y a formation d'un nouveau dépôt d'urate de soude, qui, désormais, pourra agir à la manière d'un corps étranger et devenir la cause de nouveaux désordres.

Dès lors on doit se proposer pour but, non pas de provoquer l'apparition des accès, ainsi qu'on l'a quelquefois conseillé, mais, au contraire, de prévenir autant que possible l'altération du sang, et de diriger l'élimination du principe morbifique sur des voies autres que les surfaces articulaires.

Ce but est atteint par les alcalins, bien supérieurs en cela à une foule de médicaments fort vantés «dont les effets, d'après Cullen, sont toujours transitoires et rarement suivis d'un changement durable dans l'économie. »

Les eaux alcalines en général, celles de Vichy en particulier, n'ont nullement la prétention de guérir radicalement les formes chroniques de la goutte, surtout lorsque les jointures sont déformées et que les concrétions tophacées ont pris un grand développement; mais c'est déjà beaucoup qu'elles puissent procurer du soulagement, rendre la vie supportable, s'opposer à l'accroissement progressif dés altérations qui ne manquent presque jamais de se produire, lorsque la maladie est abandonnée à elle-même, et surtout lorsqu'elle est traitée sans méthode.

**

La médication par les eaux de Vichy ne peut rien ou presque rien contre les lésions chroniques issues de fluxions goutteuses répétées, épaississement des tissus fibro-synoviaux, raideurs articulaires, atrophie ou hypertrophie des muscles correspondants ; les bains stimulants des stations sulfureuses conviennent seuls dans ces cas ; mais cette même médication exerce une heureuse influence sur l'état général des malades, en même temps qu'elle apporte une atténuation aux manifestations goutteuses. Elle accroît l'activité des organes de l'excrétion rénale et prévient les fâcheux effets de l'urate de soude, en empêchant que ce sel ne se dépose dans les tissus. Elle donne les meilleurs résultats lorsque le sujet est robuste et bien constitué, lorsque la maladie paraît dépendre de la production exagérée de l'acide urique, plutôt que de l'élimination insuffisante de cet acide, dans les cas enfin, où les fonctions du foie et celles des organes digestifs sont particulièrement affectées.

L'emploi des eaux de Vichy à l'intérieur n'est à redouter que lorsque l'organisme est déjà affaibli, et aussi dans des cas où des dépôts d'urate de soude se sont formés hâtivement sur les jointures, ainsi qu'à la surface du corps.

Les eaux doivent être administrées aussi loin que possible des accès passés et des accès futurs.

* *

Les dermatoses de nature goutteuse ou dont le développement se lie à un excès d'acide urique dans le sang, eczéma, prurigo, psoriasis, toutes les affections cutanées que l'on peut rattacher à l'uricémie, sont conséquemment susceptibles d'être modifiées par les eaux de Vichy. Ceci revient à dire qu'en combattant la cause, on supprime l'effet, l'affection cutanée n'étant qu'une portion de la maladie.

Il serait superflu de combattre les manifestations extérieures de la maladie, si on ne l'attaquait pas dans sa base, dans l'intimité des tissus.

* *

Ce n'est que par une médication essentiellement discrète que l'on pourra modifier la constitution et retarder le retour des accès, devenus en même temps plus bénins.

On ne doit point espérer d'annihiler l'élément goutteux par la continuité, la répétition fréquente du traitement alcalin : l'abus serait plus nuisible qu'utile.

De toute façon, la goutte acquise offrira moins de résistance à l'action des eaux que la goutte héréditaire.

*
* *

Les précautions que nous venons d'indiquer sont faites pour rassurer les appréhensions des esprits timorés, qui considèrent comme périlleuse la médecine des eaux : ces craintes ne seraient fondées que si la prudence cessait d'être le fondement de la pratique thermale.

Les statistiques sont fort encourageantes et doivent donner pleine assurance au malade et au médecin.

Le régime doit avoir pour objectif de soutenir les forces du sujet, la réparation quotidienne de l'organisme étant proportionnée aux pertes quotidiennes qu'il éprouve. Il importe beaucoup d'éviter tous les mets indigestes, particulièrement ceux qui contiennent des acides libres. Les viandes faciles à digérer,

telles que le mouton, le bœuf de bonne qualité, la volaille, pourront être permises ; il en
est de même des poissons à chair blanche,
comme le mulet, la sole et le merlan. Au contraire, il faut proscrire le saumon, le porc, les
viandes salées, le fromage, les légumes crus,
les mets fortement assaisonnés et les sauces
relevées, qui serait propres à déterminer de la
dyspepsie.

On permettra aussi, mais en quantité modérée, les pommes de terre, ainsi que les légumes cuits, les navets et les carottes.

Tous les fruits à noyaux, les pommes, les
poires, doivent être défendus, à moins qu'ils
soient cuits ; mais on laissera manger des
groseilles, du raisin, des oranges, pourvu
que ce soit avec modération.

Les fruits acidulés doivent leur efficacité
aux sels alcalins qu'ils contiennent. Ces sels,
décomposés dans le sang, sont éliminés dans
les urines, principalement sous la forme de
carbonate de potasse, et activent ainsi les
fonctions rénales. (Garrod, p. 518.)

Les goutteux pourront prendre du vin,
mais en petite quantité ; elle sera subordonnée
non-seulement à la nature du vin, mais encore
à l'âge, aux forces du malade, ainsi qu'aux

autres circonstances relatives à sa constitution.

Les raisons qui font condamner l'usage des diverses espèces de bière sont encore plus puissantes que celles qui font proscrire les vins. (Garrod, p. 520.)

Il est des cas où le changement complet de résidence et le séjour dans un pays chaud ont pu empêcher définitivement le retour de la goutte.

Il ne faudra pas non plus négliger les fonctions de la peau, la recouvrir chaudement et activer ses sécrétions, procurer aux malades la tranquillité d'esprit la plus complète et ne négliger aucun des moyens que peut fournir l'hygiène.

* *

En prescrivant un régime sobre, nous recommandons de ne rien exagérer dans ce sens, car la goutte est une maladie très débilitante, et un régime trop sévère pourrait n'avoir d'autre effet que de favoriser le développement du mal, en diminuant la résistance du malade.

Au dire de Réveillé-Parise, le goutteux ne doit pas se croire assujetti aux prescriptions hygiéniques, même au prix des plus cruelles privations. Cette méticuleuse défiance de tous les plaisirs a ses inconvénients aussi bien que ses avantages. Le point essentiel pour le goutteux, quand il s'agit de régime, est de saisir le moment, l'à-propos de se laisser aller, et surtout le degré de ce qu'il peut se permettre.

L'exercice énergique est la pierre angulaire de la prophylaxie de la goutte et de la gravelle : Boerhaave fait choix, pour les goutteux *valides*, des exercices les plus énergiques, et il exige qu'on les continue avec persévérance.

Pour Sydenham, la base du traitement de la goutte, c'est l'exercice. Avec la haute raison qui caractérise cet éminent observateur, il préfère dans cette maladie les moyens hygiéniques aux drogues les plus vantées.

C'est aussi l'avis du professeur Bouchardat : « J'ai dirigé, dit-il dans son Annuaire, la santé de plusieurs goutteux, et je suis convaincu que, lorsqu'ils sont encore valides, rien n'est meilleur pour eux que les pratiques de l'entraînement bien dirigées, avec la modification de leur permettre assez d'eau, pour que la quantité d'urine évacuée en vingt-quatre heures ne soit pas moindre d'un litre et quart.

La goutte a été et sera toujours une mine féconde pour le charlatanisme : les substances les plus extravagantes ont été et sont encore préconisées à la quatrième page des journaux.

Mais cela ne doit pas faire condamner en masse des médicaments utiles, dont l'efficacité est incontestable.

La thérapeutique moderne s'est enrichie d'un médicament que ne connaissaient pas les anciens, la *Lithine*, ou oxyde du métal, qu'un chimiste suédois, Arfaedson, découvrit en 1817 dans le laboratoire de Berzélius.

Lipowitz a constaté le premier l'action dissolvante remarquable que la Carbonate de Lithine exerce sur l'acide urique contenu dans les urines. A. Ure (de Londres) appela de nouveau l'attention sur ce fait en 1843. Enfin, Garrod étudia un peu plus tard l'action thérapeutique des sels de Lithine chez les goutteux. Le traité de la goutte du célèbre médecin anglais, résume admirablement, au point de vue scientifique, toutes les indications de la Lithine avec les diverses applications thérapeutiques que l'on peut en faire.

Il est un fait important que tous les expérimentateurs ont pu constater ; le carbonate de Lithine ingéré à petites doses, 10, 20, 30 et même 50 centigrammes, rend la diurèse plus abondante, et amène bientôt la disparition des sables et graviers uriques charriés par les urines. Chez les malades de la Salpêtrière, M. le professeur Charcot a pu donner en 24 heures jusqu'à 2 et 3 grammes de Carbonate de Lithine, sans qu'il en résultât aucun accident.

Rien d'étonnant alors que les sels de Lithine agissent d'une manière si efficace contre la diathèse goutteuse. Ainsi, d'après Garrod, dont la grande autorité sur la matière est universellement reconnue, le carbonate de Lithine sert à prévenir les accès de goutte; il peut même à la longue faire disparaître tous les restes d'une maladie ancienne, en dissolvant les dépôts tophacés que les vieux goutteux portent presque toujours sur différents points du corps.

D'ailleurs, toutes les eaux minérales réputées utiles aux goutteux et aux graveleux contiennent de la Lithine. Le fait a été constaté pour les eaux de Carlsbad, Aix-la-Chapelle, Mariendad, Kissingen, Ems, Kreuznach, Bade, Vichy, Plombières, etc.

Quant au mode d'administration, il n'en

est pas de plus commode et de plus sûr que celui qui consiste à donner la Lithine sous la forme de *granules effervescents.*

Dans une séance de la Société de thérapéutique de Paris (14 février 1877), M. le docteur Bucquoy, médecin de l'hôpital Cochin, professeur agrégé à la faculté de médecine, a déclaré que les granules effervescents de *Le Perdriel*, lui paraissaient bien plus avantageux que toutes les autres préparations de Lithine. D'après le savant praticien, ces granules, en développant de l'acide carbonique dans les voies digestives, augmentent la solubilité de la Lithine qui s'absorbe alors plus facilement ; et c'est le résultat que l'on doit chercher avant tout.

***

Nous ne terminerons pas sans dire un mot du colchique.

On a cherché à savoir quel était le mode d'action du colchique ; on a dit qu'il agissait à la manière des sédatifs du système vasculaire, qu'il avait une action particulière sur le tube digestif, sur les reins et la sécrétion urinaire, qu'il favorisait la destruction de l'acide urique accumulé dans le sang et en provoquait l'élimination, qu'il exerçait une influence

spéciale sur les tissus impliqués dans l'inflammation goutteuse, particulièrement sur les
ligaments articulaires et sur les cartilages,
etc., etc., mais toutes ces opinions sont discu-
tables. Ce qui ne l'est pas, c'est l'action puissante et favorable du colchique sur l'évolution
de l'inflammation goutteuse.

Ajoutons, cependant, que les arguments
invoqués jusqu'ici pour mettre en évidence
l'influence salutaire du colchique sur les
symptômes les plus pressants de la goutte, ne
vont pas jusqu'à démontrer que les effets ultérieurs de ce médicament soient inoffensifs.
(Garrod, p. 448.)

Dans ses leçons cliniques, Todd a signalé
les effets nuisibles du colchique. Suivant lui,
le colchique abrège, il est vrai, la durée des
accès, mais il a pour effet de diminuer les intervalles qui les séparent.

Certains faits, d'une part, et de l'autre des
autorités considérables. portent à croire que le
colchique, administré dans l'intervalle des accès de goutte, et principalement lorsque les
symptômes prémonitoires commencent à se
manifester, a le pouvoir d'empêcher le développement des paroxysmes.

Malgré tout, le colchique n'est point un

spécifique de la goutte, et notre pénurie thérapeutique n'en rend que plus précieuse la médication alcaline, qui, du moins, enraye les progrès du mal, si elle ne les arrête pas complétement.

CHLOROSE

La chlorose *peut dériver* de toutes les causes qui troublent les fonctions nutritives ou qui gênent l'évolution organique. Nous signalerons plus particulièrement : les erreurs dans le régime alimentaire, l'absence de soleil, l'impureté de l'air, l'insuffisance des actions musculaires, leur exagération qui entraine des métamorphoses spoliatrices, disproportionnées aux ressources de l'économie, l'activité immodérée des centres nerveux dans l'exercice des facultés intellectuelles ou affectives, etc.... Tous les épuisements qui viennent d'une réparation insuffisante ou d'une exagération des actions organiques, peuvent, *chez les sujets prédisposés*, devenir la cause occasionnelle de la chlorose.

On a voulu faire de cette maladie une cachexie, une affection nerveuse, une irritation spinale ; Virchow l'a considérée comme une affection constitutionnelle organique, due à une diminution du calibre des vaisseaux par rapport au reste du cœur et à une dégénérescence graisseuse de la tunique interne. S'il y avait une altération réelle, jamais aucun chlorotique ne pourrait guérir, et tout le monde sait qu'il en est heureusement autrement.

Au lieu d'aller chercher bien loin, il serait bien plus simple de s'en tenir aux causes empiriques, que nous avons énumérées plus haut.

*
* *

Parmi les différentes circonstances empruntées à l'ordre moral, qui peuvent entraîner à leur suite les manifestations de la chlorose, nous insisterons plus particulièrement sur les excitations sexuelles précoces, les passions hâtives et profondes, les désillusions, les lectures romanesques, les préoccupations de toute nature, etc... Plus privilégiés au point de vue hygiénique, que dans les classes ouvrières, les femmes du monde sont victimes de l'ennui, d'unions mal assorties, du manque d'exercice et des veilles prolongées. Toutes ces conditions rétablissent bien vite le niveau que les distances sociales avaient élevé à leur profit.

* *

Une lésion organique latente peut donner lieu à la chlorose : c'est ainsi qu'il faut songer à l'existence de tubercules, dans toutes les formes tenaces et tardives, sans prédominance de symptômes nerveux, se traduisant simplement par de l'aménorrhée, par un amoindrissement de l'individualité, etc.

La scrofule et l'arthritisme impriment un cachet personnel à la maladie qui nous occupe, lui donnent une physionomie particulière : c'est ainsi que, dans la chlorose, qu'on pourrait appeler arthritique, les troubles nerveux sont très accentués ; le retour de l'époque menstruelle amène une explosion de phénomènes névropathiques. Pidoux, selon une expression fort ingénieuse, a considéré comme de véritables migraines utérines, les coliques utérines, compliquées dans certains cas de phénomènes hystériques, qui se manifestent avec une grande violence à chaque époque cataméniale.

L'élément catarrhal domine dans la diathèse strumeuse ; l'abondance de la leucorrhée est excessive et agrave encore les désordres de

la nutrition ; la pâleur et la flaccidité des téguments s'accentuent, les forces diminuent, la
circulation devient de plus en plus irrégulière
et augmente encore le refroidissement des
extrémités.

*
* *

La chlorose ne dépend pas exclusivement
des fonctions de puberté, comme on se le figure
trop souvent. Bien qu'il y ait identité de lésions, des différences réelles séparent également, au point de vue étiologique, cet état et
l'anémie proprement dite. Si l'anémie a le plus
souvent des causes tangibles, c'est le contraire
pour la chlorose ; l'une résulte essentiellement
de déperditions, de déficit alimentaire ou d'insuffisance atmosphérique ; l'autre, prend surtout sa source dans la constitution de l'individu.

Il ne faudrait pas croire que la chlorose ait
nécessairement les pâles couleurs pour com-
pagnes ; elle peut se dissimuler sous un facies
coloré, sous les apparences extérieures de la
santé. Au début, la vérité est difficile à faire
accepter aux familles : mais le médecin ne
devra pas s'en laisser imposer par ces dehors,
il devra démontrer que l'épine existe sous les
roses.

Nous renvoyons aux ouvrages spéciaux pour la description des autres signes de la chlorose.

**

Le traitement de Vichy a surtout pour objet d'agir sur le fond même de la maladie, la diminution des hématies. Nous y arrivons en régularisant les fonctions de nutrition, et en fournissant au sang les éléments nécessaires à sa réparation.

L'état des organes digestifs donne l'indication principale. L'appétit est excité par l'usage de l'eau minérale, par le choix des aliments, par la distribution des repas, par la part faite aux exercices musculaires, etc.

Les chlorotiques de race goutteuse, et chez qui existent déjà des manifestations de la diathèse urique, les chlorotiques chez lesquelles les troubles stomacaux ont été le point de départ ou restent une cause d'entretien de l'état morbide du sang, seront naturellement les plus aptes à bénéficier des eaux alcalino-martiales.

**

Le fer a de tout temps été préconisé, et avec raison, contre l'appauvrissement général de l'économie ; mais l'essentiel n'est pas de l'administrer, c'est de le faire tolérer, c'est d'empêcher qu'il aggrave les troubles du tube digestif, cette gastralgie tenace, pénible, compagne presque inséparable de la chlorose.

Je ne connais pas, dans ce cas, de meilleur correctif des préparations ferrugineuses, que le bicarbonate de soude : ces deux principes se trouvant associés dans une eau minérale (sources *Mesdames, Lardy, Sainte-Marie*) donnent des résultats étonnants, qui peuvent rivaliser avec les préparations les plus vantées.

Il est rare que les malades souffrent alors de douleurs gastralgiques et il n'est que rarement nécessaire d'avoir recours à des calmants pour triompher des tiraillements, des lourdeurs, qui sont chose si fréquente, lorsque le fer est seul administré. Une pilule d'un demi-centigramme d'extrait hydro-alcoolique de belladonne, prise au commencement du repas, suffira souvent pour faire disparaître ces inconvénients et pour combattre en même temps la constipation opiniâtre qui aggrave la maladie.

Un léger laxatif pourra atteindre le même but ; mais on ne saurait y avoir recours avec trop de prudence, afin d'éviter les superpurgations et les diarrhées que rien n'arrête.

Le fer, d'après mon ancien maître, le professeur Behier, pourra être administré, même aux chlorotiques chez lesquelles la tuberculose peut être soupçonnée. On a exagéré, dans ce cas, d'après l'illustre clinicien, les inconvénients et les dangers de cet agent. Son administration n'est dangereuse qu'autant qu'on le donne sans circonscription, à doses considérables, sans prendre souci de l'intégrité des fonctions digestives.

Il sera toujours bon de tâter la tolérance de l'organisme à l'égard du fer (cela est beaucoup plus nécessaire pour les préparations martiales que pour les eaux martiales gazeuses alcalines), de surveiller son action thérapeutique, d'en interrompre ou d'en cesser complétement l'emploi, dès l'apparition de symptômes de révolte ou de saturation.

L'intolérance de l'organisme pour un médicament n'est souvent qu'une extrême sensibilité à son action et l'indication d'en baisser les doses.

Le fer pharmaceutique semble, dans beaucoup de cas, favoriser la congestion utérine, d'où des hémorrhagies mensuelles très-abondantes. Bien que de semblables pertes, capables d'aggraver l'état anémique et les troubles fonctionnels qui en dépendent, soient peu à redouter avec les eaux de Vichy, il y aura lieu, cependant, d'en modérer l'usage quelques jours avant et après l'époque.

Cette mesure est surtout indiquée dans les cas de chlorose ménorrhagique. On devra, en même temps, éviter de séjourner dans une atmosphère trop chaude, ne pas faire d'exercices violents, écarter toutes les excitations capables d'agir directement sur l'appareil générateur et d'augmenter la puissance fluxionnaire du système utérin.

.*.

Pour M. Hayem (Acad. des sciences. Note lue dans la séance du 20 novembre 1876), le fer agit dans l'anémie, en déterminant une augmentation dans la richesse des globules en matière colorante. Ces éléments ne sont que peu diminués chez les chlorotiques atteintes d'un degré d'anémie modéré ; mais ils sont altérés, tant dans leurs dimensions que dans leur richesse en hémoglobine, et, par suite, le sang n'a qu'un faible pouvoir colorant. Les résultats favorables, obtenus à la suite de l'administration d'une bonne préparation ferrugineuse, sont dus à un retour progressif des globules vers leur état physio-

logique. Ils acquièrent des dimensions normales, et, en même temps, une quantité de
matière colorante proportionnelle à leur volume. Le plus souvent, au moment de la guérison, les globules sont moins nombreux
qu'au début du traitement.

La médication martiale a donc une influence
plus marquée sur la qualité des globules rouges que sur leur proportion dans le sang. Cela
est vrai, même chez les chlorotiques profondément anémiées, alors que le nombre des
hématies est sensiblement au-dessous de la
moyenne.

*
* *

Nous n'avons encore rien dit du régime des
chlorotiques ; nous le formulerons en quelques
mots :

Il faut que les malades s'alimentent. —
Qu'elles mangent quoi que ce soit, pourvu
qu'elles mangent ; les condiments, les anchois,
la salade, peuvent être autorisés, s'ils servent
de passe-port à des aliments plus nutritifs. Il
y aurait plus d'inconvénients que d'avantages à
vouloir brusquer les bizarreries alimentaires
des chlorotiques, à les condamner quand
même, sans merci et *circonstances atténuan-
tes*, aux viandes saignantes, qui sont souvent

l'objet de profond dégoût pour des vétérinaires. Comment, voilà une malade qui a horreur des viandes en général, et vous voulez l'obliger à ingérer des mets qui soulèvent son estomac par avance ? Mais c'est une maladresse. Ce n'est pas seulement pour la nourriture que le médecin devra capituler ; il devra aussi se résigner à mettre de côté les vins odorants, qui, comme le Bordeaux, inspirent parfois une répugnance invincible. Un mélange d'eau et d'eau-de-vie a pu parfois remplacer avec avantage, et au grand agrément des malades, les crus les plus vantés.

***

Le Docteur Fabre, médecin à l'Hôtel-Dieu de Marseille, fait jouer un grand rôle à l'aérothérapie dans le traitement de la chlorose..... C'est lui qui a formulé l'axiome suivant : *Le point capital dans le traitement hygiénique de la chlorose, ce n'est pas la nourriture, c'est l'habitat, ce n'est pas l'aliment, c'est l'air.* « J'ai constaté, dit-il, que nos demoiselles, qui sont ici foncièrement chlorotiques, revenaient avec une provision de santé quand elles avaient quitté Marseille pendant un certain temps, surtout pour aller dans un pays de montagnes. J'ai été ainsi naturellement

amené à leur prescrire un voyage, et surtout
un voyage en Suisse, quand leur chlorose était
rebelle ou redoublait d'intensité. Il y a, entre
autres, une jeune dame, chlorotique au plus
haut degré, dont l'affection ne s'est laissée en-
tamer par aucun remède, et à qui je suis obligé de donner, tous les cinq ou six mois, un
petit changement d'air : quand elle a épuisé
sa provision de santé, elle repart pour en faire
une provision nouvelle. »

On comprend très bien que l'air puisse occuper une grande place, sinon la première
dans le traitement d'une maladie dont la lésion est une altération du sang, lui imprime
des qualités nouvelles, lorsqu'un appareil important, l'appareil pulmonaire, aidé par le
système cutané, et une fonction de premier
ordre, la respiration, sont entièrement consa-
crés à cette grande métamorphose.

Aussi, faut-il tenir compte de cet élément
dans les résultats heureux obtenus à la suite
d'un traitement à Vichy. C'est même cette
donnée qui nous fait administrer l'oxygène en
inhalations, dans la chlorose : Nous cherchons ainsi à ajouter encore à l'action vivi-
fiante de l'air pur qu'on respire sur les bords de
l'Allier. C'est surtout dans les cas où les ma-

lades éprouvent un besoin de respirer fréquemment, comme pour faire passer une plus
grande partie d'oxygène sur leurs globules,
que les inhalations rendent de réels services.

*
* *

Le mariage est encore aujourd'hui préconisé par quelques personnes, comme exerçant
une influence salutaire sur la chlorose.

C'est là une billevesée d'un autre âge, et
contre laquelle le médecin doit protester encore plus énergiquement que le poète. Il est
illogique au dernier point, — nous ne saurions
le dire trop haut, car il y aura toujours des
parents qui ne voudront pas entendre — d'exposer une personne débilitée, épuisée, à mille
causes nouvelles de dépression, de fatigues,
de secousses, d'émotions, sous prétexte de la
guérir.

Il serait bien plus sage de diriger le déploie-
ment de toutes les forces de l'économie vers
l'évolution calme et régulière de la fonction
ovarienne, de régler la vie de la malade, selon
les lois naturelles, en faisant à chaque appareil organique sa part voulue d'activité et de
repos.

NÉPHRITE PARENCHYMATEUSE, NÉPHRITE
INTERSTITIELLE.

Nous n'avons à parler que de l'albuminurie vraie, chronique, permanente, de celle qui
subsiste en vertu d'une disposition particulière de l'économie, d'une altération préalable,
et non de l'albuminurie transitoire qu'on observe dans les maladies les plus diverses, la
scarlatine, la roséole miliaire, ·la rougeole, la
variole, l'érysipèle, la fièvre typhoïde, etc.

L'albuminurie chronique, comme nous venons de la délimiter, ou maladie de Bright, ne
constitue plus une une unité morbide, et sous
cette dénomination devenue générique, on
comprend des altérations rénales diverses et
différant entre elles, non-seulement par la nature de la lésion, mais encore par son évolution et son etiologie.

L'état congestif du rein constitue le premier
terme de la lésion rénale et il peut avoir pour
siège, soit le tissu canaliculaire, soit le tissu
cellulaire : de là, deux formes de néphrite, la
néphrite interstitielle et la néphrite parenchymateuse.

Il n'est pas toujours facile, dans la pratique, de bien déterminer les symptômes pro-

pres à chaque forme de néphrite ; la lésion peut du reste porter à la fois sur le tissu interstitiel et sur le filtre rénal proprement dit. Nous allons cependant essayer, en nous aidant du *Traité des maladies des reins*, de M. Lécorché (1875), d'en déterminer les principaux caractères.

La symptomatologie n'ayant ici d'autre objet que l'institution d'une cure rationnelle, nous aborderons cette partie de notre tâche avec d'autant plus de confiance que la néphrite parenchymateuse, aussi bien que la néphrite interstitielle, sont également modifiées à leur début, par les eaux de Vichy.

* *

La *néphrite parenchymateuse profonde ou albuminurie chronique*, est caractérisée par l'altération de l'épithelium qui revêt la face interne de la partie contournée (portion tortueuse ou ansiforme) du canalicule urinifère, par une albuminurie considérable, par des altérations profondes de l'urine, par l'apparition d'un œdème plus ou moins généralisé, d'inflammations multiples et d'accidents urémiques.

On constate tout d'abord une hypérémie qui

bientôt fait place à une période de prolifération des cellules intra-canaliculaires.

Si la maladie continue son cours, qu'elle soit chronique d'emblée ou que d'aiguë elle soit devenue chronique, les éléments cellulaires en état de prolifération passent à l'état graisseux. Cette troisième phase de l'affection constitue une véritable période régressive pour le rein.

Ces trois périodes peuvent être suivies d'une quatrième, correspondant à l'atrophie rénale ou callapsus du rein.

L'hypertrophie est déterminée par la réplétion des canalicules, tenant à l'accumulation dans leur intérieur d'épithelium desquamé, hyperplasié ou dégénéré, ou d'éléments divers.

L'atrophie est tout simplement due à la résorption ou à la sortie de ces éléments et par suite, à l'affaissement des canalicules. Contrairement à l'opinion de Frerichs, le tissu connectif ne prend aucune part à cette atrophie. Souvent même le processus parcourt son évolution, ce tissu conservant son intégrité normale.

Ces différentes périodes (1° p. d'hypérémie, 2° d'hyperplasie, 3° régressive ou graisseuse; 4° de collapsus ou atrophique), qui souvent sont tout à fait isolées, peuvent être réunies en un même rein, d'où des aspects macroscopiques très-différents.

La néphrite parenchymateuse ne paraît pas être une manifestation directe de la goutte; elle serait précédée (Todd, Garrod) par la néphrite interstitielle et interviendrait ensuite comme complication.

Christison croit qu'on peut rapporter à l'abus de l'alcool les trois quarts des néphrites parenchymateuses. Cette action ne s'exerce qu'à la suite d'une longue habitude d'intempérance. Ce ne sont pas tant les buveurs d'alcool ou de liqueurs très-alcooliques, qui deviennent albuminuriques, que les buveurs de bière, de cidre et autres liqueurs fermentées, qui peuvent être absorbées en grande quantité, d'où résulte une hypersécrétion d'urine et une congestion habituelle des reins.

La néphrite parenchymateuse survient d'emblée à l'état chronique, chez les individus dont la constitution est épuisée; elle succède à la néphrite aiguë le plus souvent.

Cette affection est d'une incontestable gravité : elle altère lentement la constitution, trouble les fonctions digestives et assimilatrices, réduit l'hématose, ralentit l'activité nutritive et abaisse le niveau des forces.

L'organe de la vision présente des altérations variables, depuis l'amblyopie jusqu'à la cécité complète.

La tendance aux hydropisies, la bouffissure des paupières qui est quelquefois très-marquée, le matin, a pu dans certain cas, au début de la maladie, éveiller l'attention du malade et du médecin. Plus tard, des suffusions séreuses se manifestent dans le tissu cellulaire sous-cutané, dans toutes les cavités naturelles et même dans les parenchymes.

Tous ces troubles peuvent faire soupçonner la néphrite praenchymateuse; mais l'examen des urines pourra seul conduire à la certitude.

La présence de l'épithelium de la substance sécrétante des reins constitue le signe le plus positif du travail morbide qui se passe dans la glande rénale.

L'urine est pâle, abondante, souvent un peu louche ; elle mousse aisément. La néphrite parenchymateuse s'annonce le plus souvent bruyamment, évolue et peut se terminer en quelques mois, par la guérison : ce début est tout à fait distinct de celui de la néphrite interstitielle qui débute sourdement et dure des années, pour aboutir à une terminaison toujours fatale.

**

La Néphrite interstitielle, hyperplasique, est caractérisée par une hyperplasie du tissu connectif interstitiel, entraînant le plus souvent l'atrophie du rein ; elle coïncide d'ordinaire avec une hypertrophie du cœur, localisée au ventricule gauche et des altérations athéromateuses des artères. L'hypertrophie cardiaque s'accompagne parfois d'insuffisance aortique, exagération de tension artérielle, polyurie, hémorrhagies variées, mictions fréquentes, pressantes, incommodes ; douleurs rénales. L'urine contient la somme d'urée physiologique ; ce n'est qu'à de rares intervalles ou à une époque avancée de la maladie, probablement par suite des complications cardiaques, qu'on voit baisser les quantités d'urines rendues par le malade. La maladie peut évoluer complètement, sans qu'il y ait *albuminurie* : son apparition se lie à l'existence intercurrente d'une néphrite parenchymateuse. Elle semble procéder par poussées ; l'urine ne devient albumineuse que de temps à autre. L'œdème qui peut manquer complètement, ne s'accompagne pas de ces épanchements énormes qu'on rencontre si fréquemment , lorsqu'il s'agit de néphrite parenchymateuse.

La maladie évolue en quatre périodes, dont voici les signes distinctifs :

1° *Hypérémie*. Le rein est volumineux, fortement injecté, surtout dans sa substance corticale.

2° *Hyperplasie*, prolifération du tissu connectif intercanaliculaire, commençant à la périphérie du rein pour finir vers les parties centrales. Ce tissu est infiltré d'un grand nombre de cellules lymphoïdes qui peuvent être assez abondantes pour amener au début de l'anurie et de l'anémie rénale, par compression des canalicules urinifères et des vaisseaux sanguins.

4° *Rétraction et atrophie*. Le rein devient globuleux, lorsque la sclérose est généralisée et que la rétraction se fait sentir sur toute la périphérie de l'organe. Les canalicules urinifères, enserrés de toute part, présentent des rétrécissements, des obstructions qui deviennent le point de départ de kystes nombreux. La néphrite parenchymateuse survient assez souvent alors comme complication, soit qu'il

y ait propagation par contiguïté de l'inflammation du tissu connectif aux canalicules, ou
qu'elle soit due à la gêne qu'apporte au cours
de l'urine et à la circulation, le tissu connectif
rétracté. Régression graisseuse et caséifica-
tion.

La néphrite interstitielle se montre fréquemment vers 5o ans, chez l'homme surtout, probablement parce que l'homme est plus exposé que la femme aux causes de cette néphrite
(goutte, diabète, intoxication saturnine, etc).

C'est à ses rapports fréquents avec la goutte,
que cette variété de néphrite doit d'avoir reçu
les noms de *néphrite goutteuse* (Rayer), *rein
goutteux* (Todd, Garrod, Charcot), *néphrite
uratique* (Durand-Fardel, Castelneau).

Dans le quart des cas (Lecorché), la néphrite interstitielle hyperplasique relève de la
goutte, et elle peut se manifester par le fait
de l'état diathésique seul, sans qu'il y ait production de calculs. Dans le plus grand nombre des cas, la goutte produirait des dépôts
d'urates, et ceux-ci seraient cause à leur tour
de néphrite interstitielle.

L'action de l'alcool, qui est si manifeste sur
le tissu connectif du foie et du poumon, est
ici beaucoup moins évidente. Elle ne s'exerce,

dans tous les cas, qu'à la suite d'une longue habitude d'intempérance.

*
* *

Quelles que soient les causes occasionnelles de la néphrite, aucune de ses conditions causales ne possède une influence exclusive ; chacune d'elles peut se montrer à son tour dominante et primer tour à tour les autres dans l'évolution successive des phénomènes.

Nous avons dit que la densité de l'urine était parfois diminuée dans l'albuminurie. Cela tient à ce que la fonction urinaire étant profondément altérée, les substances excrémentitielles non colloïdes sont absorbées et versées dans là circulation. Si les deux reins sont atteints, il y a accumulation dans le sang des produits de désassimilation, ce qui peut donner lieu, sans que rien n'ait pu faire présager un semblable accident, aux manifestations de l'empoisonnement urémique. Cette complication est fort à redouter, et on ne saurait trop se tenir en garde contre elle.

*
* *

Le traitement alcalin a, avant tout, pour but de maintenir la nutrition générale. Ce n'est qu'en conservant son énergie fonctionnelle que l'estomac pourra lutter contre un mouvement de désassimilation incessant.

Le mal ne fait réellement des progrès que lorsque la nutrition pervertie ne peut plus s'opposer à l'amoindrissement des substances organiques fondamentales, que lorsqu'elle est impuissante à prévenir la diminution réelle de la masse de ces matériaux ou bien leur dilution aqueuse.

En admettant les lésions rénales que nous venons de décrire, voici comment l'eau de Vichy, dont il faudra surveiller attentivement l'usage, agirait dans chaque cas :

Dans la première période, ou période d'hypérémie de la néphrite parenchymateuse, les eaux agiraient en combattant la dysurie, en facilitant la sécrétion rénale ; en outre, au dire de Robert, l'alcalinité des urines, pendant cette première période, mettrait à l'abri de l'urémie et des inflammations qui se montrent souvent dans les périodes ultérieures.

« La médication alcaline, ajoute M. Lecorché (p. 241), suffit parfois pour s'opposer à l'évolution de la néphrite parenchymateuse, qui s'arrête alors à sa première période. Ces résultats heureux s'annoncent par la cessation des douleurs lombaires, par la disparition de l'albumine de l'urine et par le retour de ce liquide à l'état normal. On constate en même temps, chez le malade, la réapparition des forces. »

Dans la deuxième période, caractérisée par la prolifération des cellules intra-canaliculaires, les alcalins agissent par leur propriété déplétive, en diminuant la tension artérielle et consécutivement la gêne circulatoire rénale ; ils ont, en outre, l'avantage de retarder l'apparition de l'urée et des autres matières extractives. Ils remplacent avantageusement les boissons aqueuses conseillées par Bickinson, préconisées par Bright, Graingnes-Stewart, Rayer, Robert et Simpson.

Nous ne parlerons pas de la troisième et de la quatrième période (dégénérescence graisseuse et atrophie), qui réclament d'autres soins et une autre médication.

***

La néphrite interstitielle, qui a été encore appelée goutteuse, à cause de ses rapports fréquents avec la goutte, sera également amendée, dans ses deux premières périodes, d'hypérémie et d'hyperplasie, par les eaux de Vichy. Elles favoriseront surtout la résolution, dans la seconde période, en faisant disparaître les cellules lymphoïdes qui infiltrent le tissu connectif intercanaliculaire. La proliféra-tion qui accompagne l'exaltation nutritive et plastique des éléments constitutifs du rein, est du moins enrayée, lorsqu'elle n'est pas complétement détruite.

*
* *

Les moyens hygiéniques, capables de favoriser la combustion respiratoire, agissent à leur tour selon une expression très heureuse, en *entraînant* le corps dans les voies d'une nutrition plus parfaite. Nous les retrouvons, et il faut en tenir compte, dans toutes les maladies chroniques.

Les inhalations d'oxygène, recommandées par MM. Demarquay et Leconte, ont pour résultat, en stimulant les actes respiratoires, en accroissant leur nombre et leur ampleur, d'augmenter l'urée, et, par conséquent, de modérer le passage de l'albumine dans l'urine.

Le professeur Bouchardat a préconisé l'alimentation lactée exclusive; on commence par un litre et on arrive graduellement à trois litres. Le lait devra être de bonne qualité et pris, autant que possible, au pis de la vache ou de la chèvre. Si ce régime amenait une trop grande diminution de forces, il faudrait y joindre l'usage de la viande crûe rapée, ou des viandes rôties saignantes. Disons, en passant, que le régime lacté appliqué par M. Tarnier, dans son service de la maternité, lui a donné d'excellents résultats dans l'albuminurie transitoire des femmes enceintes.

On évitera les refroidissements, le froid humide et l'usage des liqueurs spiritueuses, qui favorisent l'extravasation séreuse, du côté du rein, en amenant la friabilité, la minceur des parois vasculaires, par le fait d'une altération graisseuse ou amyloïde.

Le rein est la principale voie d'élimination de l'alcool, et son passage, longtemps prolongé à travers la substance rénale, y occasionne des dégénérescences considérables, en même temps qu'il exerce ses ravages sur le tube digestif et ses annexes, le foie en particulier, aussi bien que la circulation et les centres nerveux.

L'apparition d'épanchements séreux devra faire suspendre le traitement alcalin et il ne faudra pas attendre que l'hydropisie se soit manifestée pour le commencer.

Les diverses complications de l'albuminurie chronique exigeront des soins spéciaux qu'il serait inutile d'énumérer ici.

GRAVELLE URIQUE ET AUTRES FORMES DE GRAVELLES.

Par lithiase urinaire, on doit entendre un état morbide caractérisé par la formation, dans les conduits urinaires, de sables, de graviers ou de calculs, aux dépens des substances qui, à l'état normal, sont en dissolution dans le liquide urinaire, ou qui ne s'y rencontrent qu'à l'état pathologique.

On admet trois espèces de lithiases :

1° Une lithiase acide (urique ou oxalique) ;

2° Une lithiase alcaline (calcaire ou ammoniacale) ;

3° Une lithiase due à la formation de concrétions de nature diverse, avec réaction variable de l'urine, ou lithiase indifférente (xanthique ou cystique).

D'après la couleur des graviers urinaires, on a encore décrit :

Une gravelle rouge (acide urique) ;

Une gravelle jaune (oxalate de chaux) ;

Une gravelle grise (phosphate ammoniaco-magnésien) ;

Une gravelle blanche (phosphate de chaux).

Ces différentes variétés de gravelles ne sont pas également tributaires des eaux de Vichy :

La gravelle urique *est la seule qui y soit réellement guérie.*

Il n'y a quelque chance de réussite dans la lithiase oxalique que lorsqu'on a affaire à des calculs mixtes d'acide urique et d'oxalate de chaux.

**

La gravelle urique est caractérisée par des sédiments pulvérulents et des graviers, dont l'aspect rappelle la brique pilée ; leur volume est en raison inverse de leur nombre ; ils n'excèdent point, en général, les limites du diamètre ou de la dilatabilité de l'urèthre, et peuvent être expulsés spontanément.

Dans l'urine, l'acide urique est tenu en dissolution par le phosphate de soude qui lui abandonne une partie de sa base. Aussi cet acide est-il d'autant plus soluble, que le phosphate se rapproche davantage du phosphate neutre. Plus, au contraire, le phosphate est acide et moins l'acide urique est soluble : c'est alors qu'il a grande tendance à se déposer. (Voigt).

Les conditions qui semblent présider aux dépôts d'urates comme à ceux d'acide urique, sont la concentration de l'urine, l'abaissement de la température que présente l'urine une fois sortie du corps et *surtout l'acidité de ce liquide.*

Lorsque les urates prédominent, les dépôts apparaissent sans avoir été précédés, comme pour les concrétions d'acide urique, de douleurs, de névralgies lombo-abdominales, de troubles généraux qui ne sont autres que ceux d'un état névropathique des plus prononcé ou de la diathèse urique. (Lécorché, loc. cit., p. 492).

Si la lithiase urique peut n'être que l'expression d'un trouble local portant sur les organes urinaires, ou se trouver liée à des erreurs de régime, elle apparait avant tout (99 fois sur 100, écrit Rayer, en forçant les chiffres) comme la conséquence d'un état morbide général, caractérisé par un excès d'acide urique dans le sang, excès qui tiendrait à son tour à la combustion incomplète des substances azotées.

La lithiase rénale urique, comme la goutte, est héréditaire ; les descendants des goutteux ou des graveleux sont goutteux ou graveleux, et parfois en sautant alternativement une génération.

En outre, la gravelle urique paraît avoir des

relations avec le diabète et la lithiase hépatique.

La femme y est moins sujette que l'homme et surtout elle entraîne chez elle moins d'accidents. Elle est assez commune dans l'enfance.

Les rapports de la goutte et de la gravelle urique sont intimes, ces deux maladies étant malheureusement fort souvent réunies.

*
* *

L'acide urique se montre chaque fois que la nutrition se trouve pervertie ou entravée, chaque fois qu'il y a surcharge alimentaire, gêne notable dans les fonctions nutritives, défaut d'équilibre entre la proportion d'oxygène absorbé et celle des matériaux azotés, sur lesquels doit s'exercer son action reductive.

Il se passe alors, pour employer une comparaison peut-être un peu triviale, mais à coup sûr fort saisissante du Dr A. Grimaud. (*De la gravelle urique, et de son traitement*), quelque chose d'analogue au dépôt de la suie dans une cheminée, où le tirage est insuffisant.

On ne saurait rigoureusement comparer à un phénomène physique, un phénomène placé sous la dépendance de la vie, mais, « n'est-ce point ainsi, ajoute l'auteur que je viens de citer, qu'on peut se rendre compte de l'existence si fréquente de la gravelle dans l'âge adulte, alors que les plaisirs de la table, les excès vénériens, etc. viennent ajouter leur influence à celle de la prédominance veineuse abdominale qui imprime son cachet à l'âge moyen de la vie ! L'observation attentive des faits nous révèle donc que, dans la grande majorité des cas, la gravelle est l'expression pathologique d'une perturbation apportée à la loi de l'équilibre nutritif, qu'elle est, en un mot, constituée par l'excédent de la recette sur la dépense. »

On a remarqué que l'ingestion des asperges est souvent suivie de maux de reins et quelquefois de coliques néphrétiques chez des graveleux, ce qui porte à penser qu'elles congestionnent passagèrement le rein.

La congestion du rein se fait ressentir sur les filets nerveux du voisinage ; il en résulte un état douloureux qui se propage parfois sur le trajet du grand nerf sciatique. Beaucoup de malades se plaignent de sensations incommodes, dans les membres inférieurs.

M. Poulet a communiqué à la Société de chirurgie deux cas de lithiase urique avec colique néphrétique et déviation de la taille, prise pour un mal de Pott. Les deux malades étaient des enfants de 10 et 12 ans. — L'examen des urines permit d'asseoir définitivement le diagnostic, et dès lors, le traitement conseillé fut tout l'opposé de celui qui avait été mis en usage jusqu'à ce moment : Au lieu du repos, de l'exercice, de la gymnastique ; au lieu d'une alimentation fortifiante, un régime aussi peu azoté que possible. — Une saison passée à Contrexéville rendit la cure complète et fit disparaître la scoliose apparente.

**

Des concrétions peuvent se former en plus ou moins grand nombre dans les reins, sans révéler leur présence par aucun phénomène ; le plus souvent cependant, les malades accusent un sentiment de pesanteur, une douleur obtuse, des fourmillements incommodes, dans la région lombaire.

Dans la plupart des cas, le simple déplacement des concrétions urinaires dans les reins, et surtout leur passage dans les uretères, est marqué par un ensemble de symptômes connus sous les noms d'*attaque* ou de *colique néphrétique*.

L'attaque s'annonce presque toujours brusquement, par une douleur vive, lancinante, atroce, continue et exacerbante, siégeant dans les lombes; elle s'irradie vers les flancs et jusque dans la vessie, en suivant le trajet de l'uretère ; elle retentit dans l'aine et dans la cuisse correspondante ; celle-ci est engourdie, raide et parfois tremblante.

Chez l'homme, la douleur s'étend aussi au testicule, qui est rétracté vers l'anneau. L'agitation est extrême ; quelques malades vont jusqu'à se rouler par terre pendant la plus grande violence des douleurs, qui peuvent finir par exciter du délire et des convulsions.

Un seul rein est habituellement atteint : il en résulte une diminution de la sécrétion urinaire ; elle serait totalement suspendue si un calcul s'engageait, simultanément dans les deux uretères.

Les symptômes graves peuvent cesser tout à coup, soit que la concrétion urinaire ait repris sa place primitive, soit qu'elle ait passé dans la vessie.

Si, loin de se calmer, les symptômes douloureux persistent, si le calcul reste dans la position vicieuse qu'il occupe, le rein peut s'enflammer et l'on observe les accidents de la néphrite, de la pyélite, etc.

Il est très rare qu'un individu qui a éprouvé

un accès de colique néphrétique n'en ressente pas quelque nouvelle atteinte, au bout d'un temps plus ou moins long.

En général, on n'observe de longs intervalles que lorsque les concrétions sont expulsées après chacun des accès et lorsqu'il n'existe pas dans l'économie une trop grande tendance à les reproduire.

***

La colique néphrétique ne reconnaît pas d'autres causes, suivant la généralité des auteurs, que l'engagement d'un corps étranger dans l'un des uretères ou simultanément dans les deux.

Elle est due, selon toute vraisemblance, à la contraction douloureuse, au spasme convulsif des uretères.

Les graviers d'acide urique, probablement par suite de la facilité de leur reproduction et de leur forme ordinairement rugueuse, développent plus fréquemment que les autres graviers, les accidents de la colique néphrétique.

Les phénomènes généraux sont dus à l'excitation exagérée du nerf vague : c'est à cette excitation qu'il faut attribuer les troubles circulatoires et cardiaques, les phénomènes cutanés, peut-être même les vomissements, le délire et les convulsions qui accompagnent la colique néphrétique.

La crise se termine d'ordinaire par l'élimination du gravier.

Comme pour les coliques hépatiques, les malades devront se résigner avec docilité au retour de ces phénomènes morbides, qui ont pour résultat la délivrance des voies urinaires. De tels bénéfices sont inappréciables, même achetés au prix de nouvelles coliques, que peut provoquer l'action des eaux de Vichy. Elles ont en effet la propriété de solliciter l'expulsion des concrétions déjà formées, tout en rétablissant l'équilibre dans le fonctionnement général de l'économie.

**

J'hésite encore à attribuer aux eaux de Vichy une action dissolvante et désagrégeante, sur les concrétions d'acide urique ou d'urates déjà formées dans les reins ou dans la vessie.

Cependant, mon confrère, M. Cornillon, a conclu par l'affirmative, après avoir dissous des calculs d'acide urique dans de l'eau des Célestins.

Voici ce qu'il affirme :

« 1° L'eau des Célestins dissout les graviers

d'acide urique en vertu d'une combinaison chimique.

2° L'agitation du liquide est nécessaire pour empêcher la formation d'une couche épaisse d'urate de soude à la surface du gravier.

3° Cette dissociation peut s'opérer dans l'économie, pourvu que l'ingestion de l'eau alcaline soit continuée assez longtemps. »

Pour moi, les eaux de Vichy agissent surtout par leurs propriétés éliminatrices, facilitent l'expulsion des graviers et neutralisent la disposition diathésique qui a engendré la maladie. L'ensemble des fonctions organiques est élevé à son plus haut degré d'activité physiologique et l'équilibre se rétablit avec rapidité, si surtout des conditions hygiéniques salutaires, le régime, l'hydrothérapie, un exercice suffisant, viennent encore stimuler l'hématose pulmonaire, la circulation sanguine, les sécrétions qui en dépendent et l'impulsion nerveuse à laquelle elles obéissent.

L'eau des Célestins est ordinairement indiquée dans la gravelle urique ; mais comme elle est très stimulante, il sera bon d'en user avec modération, ou même d'avoir recours à une autre source, dans les gravelles où les accidents douloureux sont habituels. Ces crises pourront même constituer une contre-indication de Vichy et nécessiter l'emploi d'eaux moins actives (Contrexéville, Evian, Vittel, Pougues, etc.) Cette indication deviendra absolue, s'il existe une affection catarrhale de la vessie, avec ou sans complication de gravelle phosphatique et si les malades sont profondément débilités. Vichy convient spécialement aux graveleux robustes et bien portants.

Ici encore, comme dans la goutte, l'emploi des sels de lithine est tout indiqué et rend de grands services, ce qui se comprend, puisque l'urate de lithine est le seul urate soluble.

Sans vouloir ajouter une importance extrême à l'alimentation comme cause prédisposante à la gravelle, je pense qu'il faut tenir compte cependant de certaines données désormais consacrées par l'observation : C'est ainsi que je recommande l'association si rationnelle des végétaux herbacés aux aliments azotés et que je proscris l'oseille, les tomates, les acides, etc.

Par contre, les cerises douces, les fraises, les raisins, qui rendent les urines alcalines, sont avantageusement utilisés.

Je proscris les alcools qui amènent la précipitation de l'acide urique, de même que des phosphates acides, lorsqu'ils existent en excès dans le sang. — Peu de bière pour cette raison.

Il faut vider régulièrement et complètement la vessie et profiter, pour atteindre ce but, d'une bonne promenade après chaque repas et des efforts nécessités par la défécation. — Une à deux cuillerées à bouche de graines de moutarde blanche, au repas du matin, pourront faciliter les selles. Térébenthine, goudron, lait, lorsque la muqueuse est malade.

Je me suis bien trouvé à diverses reprises de la potion suivante :

Citrate de potasse......	12 à 15 grammes.
Infusion d'arénaria rubra (diurétique).......	90 —
Sirop des cinq racines..	30 — .

Je prescris volontiers aussi le carbonate de lithine (50 centigrammes à 1 gramme par jour), soit dans une boisson gazeuse dont le gaz carbonique facilite la solution, soit dans un verre d'eau de seltz artificielle, dans un soda, et surtout dans l'eau des Célestins. On peut aussi se servir de granules effervescents de lithine ou du sirop de lithine de Duquesnel, dont une cuillerée représente 10 centigrammes de lithine.

L'arenaria rubra réussit surtout comme diurétique, en décoction, 3o grammes par 1000. — On peut aussi en faire une infusion et sucrer avec du sirop de stigmates de maïs.

La tisane se fait en faisant infuser 20 grammes de stigmates.

Le traitement de la colique néphrétique se rapproche de celui de la colique hépatique. L'opium est encore ici un moyen très efficace pour remédier aux tortures décrites plus haut.

MALADIES DE L'UTÉRUS, MÉTRITE CHRONIQUE.

« La femme est née pour la souffrance, a écrit Michelet ; chacun des grands pas de la vie est pour elle une blessure. Nos aïeux eurent ce proverbe sombre : « Mal de *mère* dure longtemps. » *Mère* voulait dire matrice, et le sens de ce proverbe, c'est que la pauvre femme, après la torture et les cris de l'accouchement, n'en est pas quitte, que la maternité de fatigues et d'inquiétudes, de chagrins, de douleurs, la suit et la suivra ! »

L'utérus, après avoir été considéré par les anciens comme la cause première des maladies des femmes, plus tard, comme la sentine de l'organisme, le déversoir de toutes les humeurs peccantes du corps, est, à notre époque, regardé comme un viscère d'une extrême fragilité, dont les moindres lésions retentissent d'une façon déplorable sur toute l'économie.

L'importance des fonctions dévolues aux organes de la femme, la répétition périodique ou l'interruption des mouvements fluxionnaires à certaines époques de la vie, les changements de volume, de texture et de propriétés qui en résultent, suffiraient pour expliquer la fréquence et la variété des maladies utérines. La position elle-même de l'utérus, la disposition anatomique des vaisseaux, constituent autant de prédispositions aux fluxions, aux hémorrhagies et aux inflammations.

Les exigences de la mode, du plaisir, dont la femme subit le fatal empire, dès l'âge le plus tendre, avant même qu'elle ait acquis un développement suffisant pour résister aux fatigues et aux excès dont elle est la victime, contribuent pour une large part à aggraver le mal.

« Sans doute, lit-on dans les principes de biologie d'Herber-Spencer, le régime des filles des classes supérieures n'est pas ce qu'il devrait être ; mais si l'on considère que leur nourriture est meilleure que celle des filles appartenant aux classes pauvres, tandis que sous la plupart des autres rapports leur éducation physique n'est pas pire, on peut attribuer avec raison le défaut de force reproductive qu'on observe chez elles à la dépense excessive qu'on impose à leur cerveau, dépense qui produit une réaction sérieuse sur le physique. Ce n'est pas seulement pour la plus grande fréquence de la stérilité absolue que la diminution de la faculté reproductrice se manifeste, ce n'est pas non plus dans la cessation prématurée des grossesses, c'est aussi par l'incapacité très fréquente où sont les femmes de nourrir leurs enfants.

Dans la plénitude de sa signification, la faculté reproductrice veut dire la faculté de porter un enfant bien développé, et de fournir à cet enfant la nourriture naturelle pendant le temps marqué par la nature. La plupart des filles à gorge plate qui survivent à l'éducation à haute pression qu'elles ont reçue, ne sont pas capables de nourrir ; si leur fécondité se mesurait au nombre des enfants qu'elles peuvent élever sans secours artificiel, elles seraient relativement infécondes. »

L'âge de la puberté qui donne à la jeune fille les attributs de la femme, peut être le point de départ de cette série de troubles complexes qui viennent empoisonner tant d'existences : les écoulements leucorrhéiques se montrent, et leur abondance diminue la richesse du sang, l'appétit est diminué ou perverti ; l'énergie physique et morale ne tarde pas à disparaître, et la machine humaine ne paraît plus se mouvoir que par une sorte d'irritabilité nerveuse.

Les malades sont tristes, abattues, nonchalantes et portent sur leurs traits la trace caractéristique du mal qui les mine sourdement.

Toutes les jeunes personnes qui sont retardées dans leur développement, celles qui éprouvent des suppressions momentanées ou des perturbations fâcheuses, ne sont pas également ébranlées et incommodées par ces désordres. Le plus grand nombre restent à peu près indifférents à cet état de choses ou ne s'en préoccupent que fort peu, si peu, que la sollicitude maternelle elle-même, s'endort dans une douce quiétude !

Une pareille indifférence serait des plus coupables, des plus répréhensibles, si l'on connaissait les maux et les déboires que l'avenir tient en réserve : si quelques rares personnes *s'écoutent* un peu trop *de ce côté*, un trop grand nombre ne s'en préoccupent pas assez. Mieux vaudrait dans tous les cas, pécher par excès de prudence que d'être victime d'une incurie funeste.

On se résout à consulter un médecin, à suivre ses recommandations, dans les cas graves ; mais les cas légers n'éveillent aucune crainte dans l'esprit et il en résulte ce fait, paradoxal de prime abord, que la maladie a d'autant plus de chances de s'aggraver, de devenir chronique et rebelle, que les signes qui l'ont caractérisée au début, ont été plus bénins.

Une malade qui ne ressent pas de vives douleurs, qui n'a pas de pertes abondantes de sang ou de muco-pus, continue à vaquer à ses occupations et à ses plaisirs. Si elle consulte son médecin, elle n'exécute que les prescriptions qui ne lui causent pas une trop grande contrainte, et celui-ci, pourvu qu'il soit l'ami de la maison et que la métrite soit légère, est très enclin à temporiser. Les petits moyens sont conseillés et, peu à peu, l'inflammation revêt une de ces formes tenaces, qui font le désespoir du malade et des médecins.

Il faudra donc tenter et suivre une médication active, quelle que soit la bénignité du mal, et se résigner pendant longtemps à garder le repos ou la position horizontale, à chaque nouvelle époque.

Qu'on ne s'y trompe pas, il n'y a de guérison certaine *que lorsque la menstruation est redevenue normale*. Aussi doit-on craindre un retour de la maladie aux époques menstruelles et redoubler de précautions pour maintenir la fluxion sanguine au degré physiologique. (A. Guérin. Leçons chimiques).

Nous insistons sur ces faits, parce que la condition impérieuse du succès de la cure thermale, c'est que la métrite soit à peu près indolente ou sujette tout au plus à quelques recrudescences subaiguës.

Une saison à Vichy doit avoir surtout pour but de parfaire une guérison commencée et de triompher des reliquats de la maladie, contre lesquels les moyens ordinaires ont échoué ou sont impuissants.

Tout est grave, dirons-nous, dans les affections utérines et on ne saurait trop user de précautions : le flux passif lui-même, l'habitude catarrhale qui constitue la leucorrhée ne saurait être négligée impunément. D'abord, bien que la leucorrhée ne soit le plus souvent que l'exagération de la sécrétion normale, elle peut devenir assez abondante pour entraîner l'épuisement, une véritable anémie.

Et puis, une pareille infirmité peut engendrer un certain dégoût, et elle n'est pas toujours sans inconvénients pour l'époux !...

On ne saurait se dispenser d'un traitement que dans le cas où l'hypersécrétion du mucus utéro-vaginal, est un simple effet de la turgescence vasculaire, de l'exubérante vitalité des organes, qui se manifeste chez quelques jeunes filles, peu de temps avant leur première menstruation. Cette leucorrhée cesse dans la grande majorité des cas, par l'apparition même des règles.

*
* *

Voici, d'après M. Nonat (*Traité pratique des maladies de l'utérus et de ses annexes*) quelques signes qui permettent de déterminer approximativement les causes de l'écoulement symptômatique :

Une leucorrhée peu abondante, constituée par une matière glaireuse, comparable à du blanc d'œuf, provient toujours de la cavité utérine et se rattache à l'existence d'une métrite chronique interne.

« La leucorrhée jaune verdâtre est fournie le plus souvent par la muqueuse vaginale. Toute matière leucorrhéique alcaline provient de la cavité de l'utérus ; la leucorrhée vaginale est toujours acide. »

« Lorsque, en dehors de l'époque menstruelle, ces mucosités leucorrhéiques sont striées de sang, il est à présumer qu'il existe quelques *granulations* ou quelque *ulcération*, soit sur le museau de tanche, soit sur la muqueuse vaginale. Quand le sang est mélangé en assez grande quantité au mucus ou au muco-pus, il est probable qu'on a affaire à une métrite chronique compliquée de *fongosités intra-utérines*, de *polypes* ou de *corps fibreux*. »

**

Les affections utérines que nous soignons avec le plus de succès à Vichy, sont :

La métrine externe ou du col utérin (érosions, granulations) :

La métrine interne ou de la muqueuse intra-utérine ;

La métrite parenchymateuse et les engorgements chroniques.

Nous ne disons rien de la congestion utérine qui a été encore désignée sous les noms de fluxion utérine, métrite subaiguë, parce que cette affection est mal définie et qu'elle s'accompagne parfois de symptômes fébriles marqués.

***

Les troubles crculatoires dus à l'anémie donnent très souvent naissance à des congestions veineuses des organes du bas-ventre et du bassin, et ces congestions sont la cause la plus fréquente de l'hypertrophie chronique de la matrice.

Scanzoni croit même pouvoir soutenir (*De la métrite chronique*, p. 168) que le nombre extraordinaire des mérites chroniques, qu'on a observées dans ces derniers temps, est dû principalement à ce que le nombre des femmes atteintes de chlorose et d'anémie a considérablement augmenté aussi, dans ces dernières années.

« Mais, ajoute-t-il, de même que souvent la maladie des organes génitaux provient certainement de la maladie du sang dont nous parlons, de même aussi cette dernière est souvent la suite des différentes maladies de l'appareil sexuel, ou du moins en est visiblement augmentée. »

C'est dans la double réaction de l'utérus sur l'économie et de l'économie sur l'utérus ; c'est dans ce consensus organique, dans cette synergie fonctionnelle qui rattache un organe aux autres organes, qu'il faut chercher l'explication du plus grand nombre des phénomènes qui nous occupent : lorsqu'il y a défaut d'harmonie entre les deux systèmes, il en résulte un affaiblissement, une perturbation de l'appareil génital ; ou bien un trouble des fonctions digestives et hématosiques de la femme.

Le point de départ, quel qu'il soit, agit tantôt comme cause et tantôt comme effet. En d'autres termes, la maladie utérine est tantôt primitive, tantôt secondaire ; mais elle est infiniment plus souvent secondaire que primitive ; la réaction de l'organisme sur l'utérus vient en premier lieu, celle de la matrice sur l'économie ne vient qu'après.

Sans vouloir nous laisser trop séduire par ces grandes généralités, qui font dépendre toute une série de troubles fonctionnels et organiques d'une maladie constitutionnelle, nous inclinons à croire avec M. Courty : « 1° Que si la plupart du temps, les diathèses n'ont pas été la cause déterminante de la maladie, une fois la maladie née, elles l'entretiennent, et, en réalité, lui impriment sa nature; 2° Qu'on ne guérirait pas la maladie, si on ne les guérissait pas elles-mêmes. »

*
* *

A Vichy, pas plus qu'ailleurs, nous ne guérissons dans le sens absolu du mot, la métrite chronique ; mais nous parvenons à débarrasser la malade des principaux symptômes morbides et des troubles fonctionnels qui lui étaient le plus pénibles à supporter.

M. Gallard, avec sa longue expérience, considère comme un idéal presque impossible à réaliser, le retour complet de l'utérus à ses dimensions et à sa structure primitives. (*Leçons cliniques sur les maladies des femmes*, 1873, p. 380.)

Les malades conserveront longtemps encore une grande prédisposition au retour des souffrances que le médecin sera parvenu; à grand peine, à amoindrir d'abord, avant de pouvoir les faire complétement disparaître.

Le traitement interne est moins employé

comme médication altérante et fondante, pour amener la résorption des exsudats anormaux, que pour combattre les troubles digestifs qui accompagnent la métrite chronique.

Le bain un peu prolongé est un excellent sédatif qui contribue à la fois et à diminuer les douleurs et à calmer l'excitation nerveuse, qui fatigue tant les malades, surtout aux approches des époques menstruelles.

Je recommande aux malades de mettre l'organe lésé en contact avec l'eau minérale, soit en pratiquant des irrigations, soit en écartant les parois de la muqueuse, à l'aide d'un spéculum.

L'application topique de l'eau minérale en injections et en bains est plus particulièrement indiquée chez les sujets à constitution faible et dont la sensibilité sexuelle est peu prononcée, dans les cas où il y a tendance à la métrorrhagie, hypersécrétion de la muqueuse utérine ou vaginale, enfin lorsqu'il s'agit de combattre les érosions du col, papillaires, fongueuses, facilement saignantes.

C'est surtout dans les premières phases de la métrite chronique, ou plutôt au moment où se fait la transition de la première à la se-

conde période, c'est-à-dire de la période d'hypérémie, de vascularisation congestive, à la
période de prolifération des produits de nouvelle formation, que les bains alcalins ont une
action vraiment efficace.

Lorsque l'élément inflammatoire fera complètement défaut, on pourra accorder une
plus grande prépondérance aux différents procédés d'irrigations, pour modifier topiquement
les surfaces hypercriniques qui sont le siége
du flux leucorrhéique.

M. Gubler a insisté sur l'avantage que présentent les injections ou irrigations, de net-
toyer parfaitement les surfaces, de neutraliser
l'acidité du liquide utéro-vaginal, de faire
périr les organismes inférieurs, si abondants
et si variés, qui pullulent dans ce produit de
sécrétion et jouent le rôle de ferments, pour
transformer le mucus alcalin de la cavité utérine en pus vaginal acide.

La balnéation, surtout en piscine, et les
diverses applications de l'hydrothérapie, constituent la base de la thérapeutique des affections utérines, et ce traitement a pu, à lui seul,
dans certains cas, par suite des heureuses modifications imprimées à l'appareil génital, met-

.tre un terme à ce grand sujet de tristesses conjugales: la stérilité.

C'est surtout dans les cas où les atrésies et les obstructions de l'utérus ou des trompes sont le résultat de métrites, de salpingites, d'ovarites, de pelvi-péritonites, dont la résolution peut s'effectuer sous l'influence du traitement hydro-minéral, que les eaux de Vichy peuvent procurer une grossesse inespérée.

Dans d'autres cas, cette médication, en faisant disparaître l'irritabilité de la matrice et le vaginisme des parties externes, pourra mettre l'épouse en possession des joies de la maternité !

*
* *

D'Après Aran, qui s'est beaucoup occupé des maladies des femmes, la douche froide est de tous les modificateurs généraux celui dont l'action est la plus puissante et la plus efficace dans les maladies utérines.

. C'est aussi l'avis du docteur Tripier, médecin des hôpitaux de Paris : « La seule pratique qui, jusqu'ici, ait donné des résultats avantageux dans le traitement des engorgements utérins est l'hydrothérapie. « Et il recommande les douches périnéales, les douches utérines, les douches rectales combinées avec

25

la douche en pluie, cette dernière étant appelée à remplir les indications générales, que, quelque désir qu'on ait de localiser le traitement, il est difficile de négliger.

« Qu'elle soit idiopatique ou symptômatique, du moment où la congestion utérine affecte le type passif, il faut, d'après le Dr Beni-Barde, lui opposer une énergique révulsion, et l'hydrothérapie réalise ce but plus efficacement qu'aucune médication. Elle a surtout pour effet de rendre aux vaisseaux la tonicité qui leur manque et de réagir, à la fois, dans un sens de déplétion et de reconstitution, sur la circulation utérine et sur la circulation générale, trop souvent solidaires l'une de l'autre. »

Mais nous aurions à citer toutes les sommités médicales qui se sont occupées de la question, si nous voulions faire connaître plus amplement l'importance de l'intervention de l'eau froide, dans le traitement des maladies de matrice. Il est certain, comme l'a fait remarquer le professeur Courty, « qu'il est difficile, sans l'hydrothérapie, de mener à bonne fin la cure de la majorité des affections utérines. »

Ce qu'il faut retenir surtout, c'est que l'action du médecin sur la marche et la terminai-

son de la métrite chronique, est moins limitée qu'on ne pourrait le croire de prime abord ;
il peut obtenir une amélioration sensible de la
maladie locale, de même que de l'état général
des malades, en employant avec persévérance
un traitement rationnel pour chaque cas particulier.

L'absence, la suppression, et même la simple diminution du flux menstruel, l'aménorrhée, en un mot, se lie à la chlorose, à l'appauvrissement du sang, au marasme, à la
débilité générale de l'économie. Des faits mul-
tipliés prouvent que, chez la femme, les
fonctions destinées à la conservation de l'espèce
sont subordonnées en quelque sorte à celles
qui assurent la conservation de l'individu.
Au point de vue physiologique, l'aménorrhée
est le pendant de l'alanguissement de toutes
les fonctions, des fonctions digestives en particulier.

Il ressort de là qu'il faudra tout d'abord
remédier à l'altération du sang par l'apport
de matériaux propres à réparer ses pertes. Ce
n'est que lorsque l'usage interne de la source
indiquée (Mesdames, Lardy, Cusset) aura
modifié très sensiblement toute l'économie ;
ce n'est que lorsque l'emploi méthodique des

douches vaginales froides et des bains prolongés aura stimulé suffisamment l'innervation
si souvent engourdie des organes génitaux,
que l'on pourra songer à faciliter le retour
périodique d'un écoulement leucorrhéique,
manifestation ébauchée de l'activité menstruelle, que l'on se gardera bien de combattre.
On pourra alors, pendant les quelques jours
qui précèdent immédiatement l'apparition pré-
sumée des règles, recourir aux pédiluves fortement sinapisés, à l'application de deux à
quatre sangsues à la face interne des grandes
lèvres ou de sinapismes sur les reins, etc., etc.

Mais, nous le répétons, c'est inutilement
que l'on emploiera les moyens propres à ramener l'écoulement normal tant que la chlorose sera là, ou bien, si l'on y réussit, la chlorose n'en bénéficiera nullement ; en guérissant
au contraire la chlorose, on pourra compter
à peu près sûrement sur le rétablissement de
la menstruation, sous l'influence d'un traitement direct.

**

Tout le monde sait que le fer est le médicament par excellence de la chlorose ; on pourrait généraliser ses propriétés et l'appliquer à
toutes les affections utérines, parce qu'elles

entraînent toutes un certain degré d'appauvrissement du fluide sanguin.

Dans l'état de santé, l'animal reconstitue tous les éléments du sang à l'aide des substances qu'il trouve dans les aliments.

D'après Bischoff, on trouve que le corps de l'homme contient approximativement 2 gr. 267 de fer. Les proportions de sexquioxyde de fer qu'on trouve dans mille parties de sang, sont représentées par 0,832 chez l'homme et 0,770, chez la femme.

En supposant donc qu'il n'y ait pas assez, à un moment donné, de cet élément métallique dans l'économie, de faibles doses devront nécessairement rétablir l'équilibre.

Une ardeur tant soit peu intempestive serait funeste. Si d'une façon générale, le fer est mal supporté, si l'estomac semble le refuser, si la gastralgie et la dyspepsie augmentent sous son influence, cela tient à ce qu'il est administré à doses trop élevées.

En ingérant l'eau de la source *Mesdames* et du puits *Lardy*, on évitera l'excès que nous venons de signaler. C'est sur ce fait que repose notre estime ; c'est pour cela que nous préférons ces eaux à des sources plus ferrugineuses.

« A l'état particulier où il se trouve dans les eaux minérales, associé dans beaucoup de sources, à des éléments qui entrent aussi dans le sang, le fer semble être mieux absorbé, plus facilement toléré par le tube digestif, agit à doses moins élevées que les préparations martiales des officines. Il paraît, en un mot, réussir là où celles-ci ont échoué. » (Dr Desnos.)

Au reste, l'anémie est un état chronique qui réclame une thérapeutique chronique. Le fer doit donc être administré longtemps, pour pouvoir imprimer à l'économie de profondes modifications, et il ne sera supporté facilement que s'il est pris à faible dose.

Une hygiène rigoureuse, un régime tonique, aideront à mettre les organes dans des conditions de santé telles, que ceux-ci trouvent en eux la puissance nécessaire pour assimiler le fer des aliments.

L'alimentation sera réparatrice, les mets succulents et nutritifs, sous le plus petit volume possible ; il importe qu'ils soient pris à des heures régulières et en quantité suffisante. On se trouvera bien de faire prédominer la nourriture azotée. Tous les organes de la vie plastique et de la vie de relation en reçoivent une excitation favorable : l'action cérébrale est augmentée, ainsi que celle du système musculaire, qui reçoit en abondance les principes d'une réparation aussi prompte que directe. L'appétence et le désir doublent en quelque sorte les aptitudes digestives. Cette influence, sensible dans l'état de santé, le devient encore plus dans les maladies utérines : les goûts et les répugnances alimentaires du sujet devront rarement être heurtées de front.

On ne saurait trop recommander la vie au grand air, le repos moral, un exercice modéré, à l'exclusion de tout qui ce pourrait imprimer à l'utérus malade des mouvements trop violents, l'usage modéré des rapports conjugaux ou mieux encore le repos à peu près absolu de l'organe malade.

C'est surtout au moment des époques menstruelles que les malades devront se soustraire avec plus de précautions que jamais à toutes les causes d'excitation : la congestion qui se produit alors, dans tout le système génital, peut très facilement devenir le point de départ d'une de ces bouffées inflammatoires qui marquent le retour des accidents.

Les excursions dans les environs de Vichy, les fêtes du Casino, constituent un adjuvant très heureux et nous donnons volontiers toute liberté sur ce point, pourvu que la modération serve de guide.

Après une journée bien remplie, on devra toujours préférer l'excitation modérée qui résulte des plaisirs de l'intelligence ou des douces émotions du cœur et de l'imagination, aux enivrements et aux fatigues de la danse.

Trop répétée, en effet, la danse surexcite les organes de la circulation, si mobiles, si irritables, chez la jeune fille à peine pubère : la crainte d'être privée d'une jouissante favorite, (comme Michel Lévy l'a signalé), fait taire la douleur, signal d'une lésion grave qui débute et qui se cache sous le prestige d'une pâleur intéressante et sous les coquettes splendeurs de la mode.

Et puis, enfin, les refroidissements sont toujours à redouter, et il est regrettable que la soirée fasse une brèche dans la nuit, lorsque la matinée du lendemain réclame tous les instants de la malade.

***

La pudeur, qui est l'expression la plus élevée de la délicatesse de la femme, empêche certaines dames de confier leurs maux et leurs angoisses au médecin. Cette réserve est assurément respectable ; mais il ne faudrait pas la pousser à l'extrême : des lésions graves pourraient en être la conséquence.

Max Simon a éloquemment retracé (*Déontologie médicale*) les devoirs du médecin, à l'égard des femmes , dans leurs maladies. Quelques citations de cet auteur doivent trouver leur place ici :

« Le médecin devra constamment, dans ses relations avec la femme qui souffre, se montrer plein de réserve et de circonspection. Sa pudeur doit lui être une chose sacrée. Dans tous les temps et dans tous les lieux, cette décence, cette délicatesse, ont été prescrites au médecin, comme un devoir qui a tout à la fois pour but de ménager les scrupules d'un des plus nobles sentiments du cœur, et d'assurer la dignité de l'art. Nous savons toutes les exigences de la science et nous n'irons point, par une pruderie ridicule, interdire aux médecins les explorations, délates qui, dans mille occasions, *assurent seules* la certitude du diagnostic. Mais qu'il se tienne en garde contre les séductions de la plus périlleuse séméiologie. La convenance, qui enveloppe la chambre d'une femme du mystère du gynecée antique, est une loi de haute moralité ; cette barrière tombe devant le médecin et quelque circonspection qu'il mette dans les investigations auxquelles il doit se livrer pour s'éclairer sur la nature et le siége du mal, bien des secrets lui sont révélés. Il faut que ses sens reçoivent toutes ces impressions et qu'ils n'y répondent pas ; il faut que celles-ci se jouent autour du cœur sans y pénétrer, car les sens troublés, émus, n'apporteraient à l'intelligence, que des informations erronées et l'œuvre de la science deviendrait impossible. »

Les lignes qui précèdent doivent donner pleine assurance aux plus timorées.

* *

Recommandons tout spécialement, pour terminer, la quiétude et la confiance ; il est de toute nécessité d'écarter les précautions, les angoisses, les idées tristes.

Notre rôle devient alors aussi doux que poétique, et nous sommes toujours heureux de faire luire un rayon d'espérance, et de relever les courages abattus.

Cette médecine, toute *morale*, qui écarte d'une main l'émotion nuisible et qui, de l'autre, prodigue les consolations, trouve fréquemment son application dans les affections utérines, et elle réussit souvent là où les autres moyens ont échoué.

Cette partie de l'art de guérir qui puise ses éléments dans le cœur, bien plus que dans les froides combinaisons de l'esprit, prouve une fois de plus que si l'exercice de notre profession émousse cette sensibilité des nerfs qui trouble les sens, elle laisse intacte et pure cette sensibilité de l'âme qui compatit à la douleur, qui l'abrège et la console.

Il est certain que les médecins qui guérissent le plus souvent sont les plus habiles à manier, à tourner en quelque sorte à leur gré l'âme humaine, à ranimer l'espérance et à apporter le calme dans les imaginations troublées.

Et il n'est même pas nécessaire d'être médecin pour rendre le calme à un esprit agité, pour ranimer le flambeau de la vie dans un cœur blessé, dans un corps défaillant et dévoré par les angoisses. — Il suffit d'inspirer au malade quelque confiance et de compàtir à ses maux : la piété est le premier baûme aux blessures.

Hélas ! personne ne peut sans passions, et par conséquent sans émotions, traverser les épreuves de la vie ; aussi, chaque existence a son ver rongeur, sa plaie cachée, son mystère de douleur. — Pour tous ceux qui pleurent ou souffrent, les consolations de l'amitié, les assurances de l'homme de l'art sont toujours très efficace.

Consoler, c'est encore guérir !

APPENDICE

RENSEIGNEMENTS UTILES

Six trains transportent chaque jour à Vichy, pendant la saison d'été, une quantité considérable de voyageurs.

On trouvera dans les indicateurs spéciaux les heures du départ des trains. Il faut environ huit heures pour aller de Paris à Vichy par train express.

Nous recommandons aux malades de se défier des renseignements qui leur sont fournis par les *pisteurs*, qui les circonviennent à leur arrivée à Saint-Germain-des-Fossés et à Vichy.

Les malades qui ne sont adressés directement à aucun de nous, trouveront dans les couloirs du grand établissement, où ils peuvent entrer à toute heure du jour, une liste de tous les médecins qui exercent à Vichy.

On ne paie pas l'eau des sources, bue sur place ; mais il est d'usage, à la fin de la saison, de donner une gratification à la donneuse d'eau.

Les malades qui doivent prendre des bains, peuvent, au commencement et à la fin de la saison, choisir facilement l'heure qui leur convient le mieux ; dans l'intervalle, les chefs baigneurs désignent les séries disponibles.

Voici les heures des séries de bains :

MATIN
- 1re Série : 4 heures 45 minutes.
- 2e — 6 — 15 —
- 3e — 7 — 30 —
- 4e — 8 — 45 —
- 5e — 10 — » —
- 6e — 11 — 15 —

SOIR
- 7e — 1 — 15 —
- 8e — 2 — 30 —
- 9e — 3 — 45 —

Douches à toute heure, à partir de l'ouverture jusqu'à la fermeture.

NOTA. — Les séries sont ouvertes ou supprimées au fur et à mesure des besoins du service ; les heures ordinaires sont de 6 h. 15 du matin à midi.

TARIF DES BAINS ET DOUCHES

La durée des bains est de une heure quinze minutes, y compris le temps nécessaire pour la toilette ; au-delà de ce temps, le bain est payé double.

BAINS ET DOUCHES Linge compris.	1re classe		2e classe		3e classe	
Bains ou Douches de luxe............	5	»	»	»	»	»
Bain avec douche de luxe............	8	»	»	»	»	»
Bains minéraux.	2	50	1	50	»	60
Bains de piscine...................	2	»	»	»	»	»
Bains minéraux avec Douche en baign..	3	50	2	25	»	»
Bains d'Eau douce..	1	50	1	»	»	»
Bains de siège	1	»	»	75	»	»
Bains de pieds..............	»	50	»	30	•	»
Bains ou Douches de vapeur.........,.	3	»	»	»	»	»
Bains ou Douches, gaz acide carbonique.	1	»	»	»	»	»
Grandes douches à percussion.........	2	50	1	50	»	60
Douche froide ou limitée............	1	50	1	»	»	»
Douches ascendantes.................	»	75	»	50	»	30
Douches vaginales	»	50	»	30	»	»
BAINS & DOUCHES A PRIX RÉDUITS						
Le Bain et la Douche pris simultanément.	3	50	2	25	1	10
Le Bain ou la Douche aux séries de 10 h., de 10 h. 1/4 et de 1 h. 1/4...........	2	»	1	25	»	»

Séance d'inhalation de gaz acide carbonique.....	»	50
Séance d'inhalation de gaz oxygène.............	1	»
Séance d'inhalation d'eau minérale pulvérisée, eaux de Vichy, Eaux-Bonnes, etc...............	1	»

Linge supplémentaire

Serviette....................................	»	10
Peignoir....................................	»	15
Fond de bain.........	»	20

Bains à domicile

De cinq heures du matin à six heures du soir.

Bains minéraux............................... 3 »
Bains d'Eau douce............................. 2 »

NOTA. — S'adresser aux chefs baigneurs ou au concierge et prévenir deux heures à l'avance.

Pour les bains demandés de six heures du soir, à cinq heures du matin, 2 fr. en sus des prix ci-dessus.

Bains de l'Établissement de la Source de l'Hôpital

Mêmes prix que dans les autres Etablissements.
Bains de piscine .... 2 »
Bains sulfureux de Barèges, tout compris........ 3 »

Lorsque les préparations ne sont pas fournies par l'Etablissement, il est payé par chaque ain, 1 fr. pour détérioration des appareils.

Bains et Douches à prix réduits.

1 CLASSE

Le bain et la douche pris simultanément......... 4 50
Le bain ou la douche, aux séries de 10 heures, de
  11 h. 1/4 et 1 h. 1/4........................ 2 »

2e CLASSE

Le bain et la douche pris simultanément.. ...... 3 »
Le bain ou la douche, aux séries de 10 heures, de
  11 h. 1/4 et 1 h. 1/4.

Bains gratuits

Les bains gratuits civils ou ecclésiastiques et ceux de l'Assistance publique, sont donnés aux heures fixées par la Compagnie fermière.

———

Il est d'usage, aux bains comme dans les Hôtels, de donner une gratification pour le service. Des troncs sont établis à cet effet près des chefs baigneurs. — La gratification est répartie intégralement, à la fin de la saison, entre le personnel des bains.

*
* *

HOPITAL MILITAIRE

Cet établissement qui est plutôt un vaste hôtel qu'un hôpital, renferme 120 chambres d'officiers et des chambrées pour 60 sous-officiers et soldats. Du 1er mai au 30 septembre, le personnel se renouvelle tous les mois, ce qui permet à nos éminents confrères chargés du service médical, de pouvoir traiter annuellement 7 à 800 malades, envoyés de toutes les parties du monde.

Une partie de l'hôpital est destinée au casernement de la 13e section d'infirmiers militaires, dont le siège était à Lyon. Le matériel d'ambulance du 13e corps d'armée est emmagasiné dans un des bâtiments et un vaste hangar sert à remiser les voitures d'ambulance dudit corps d'armée.

HOSPICE CIVIL

Cet établissement se divise en **Hôpital civil, Hospice** et **Hôpital thermal.**

Comme *Hôpital civil*, il est ouvert aux malades indigents de 16 communes qui forment sa circonscription.

Comme *Hospice*, il donne asile à 26 vieillards et reçoit en outre 36 personnes des deux sexes appartenant à ces mêmes communes.

Comme *Hôpital thermal*, il affecte, pendant la saison des Eaux, du 15 mai au 30 septembre inclusivement, 80 lits pour les indigents des deux sexes venant des divers départements. Le médecin-inspecteur de l'Etablissement thermal est spécialement chargé du service médical et gratuit.

Les réceptions des malades faisant usage des Eaux minérales se divisent en trois périodes :

La première du 15 mai au 30 juin; la seconde, du 1er juillet au 15 août inclus ; la troisième et dernière, du 16 août au 30 septembre.

Chacune de ces périodes est subdivisée en deux admissions, savoir :

Pour la première période, le 15 mai et le 8 juin.

Pour la deuxième période, le 1er et le 22 juillet.

Pour la troisième période, le 16 août et le 8 septembre.

Les admissions n'ont lieu que le premier jour indiqué pour chaque période.

Les malades des neuf départements suivants: Allier, Puy-de-Dôme, Haute-Loire, Haute-Vienne, Corrèze, Nièvre, Saône-et-Loire, Loire, Cantal, ne peuvent être reçus que pendant la première et la dernière période.

26

Les malades étrangers à ces neuf départements peuvent se présenter à toutes les époques de la saison des bains.

Le prix de la journée pour chacun des malades des départements autre que celui de l'Allier est fixé à 1 franc 50 centimes.

L'administration de l'Hospice de Vichy ne pouvant disposer que d'un certain nombre de lits pour le service thermal, on est prié d'adresser, *quinze jours au moins à l'avance, la liste et les dossiers complets des personnes présentées, et surtout ne de les diriger sur Vichy, que lorsque l'on aura reçu avis de leur inscription sur la liste d'appel dressée pour chaque saison.*

Pour éviter toute demande inopportune, en aucun cas, l'Administration hospitalière ne fait d'avances aux malades pour frais de retour, et, en ce qui concerne le paiement des frais de séjour, elle n'entend admettre d'autre système de recouvrement que les deux suivants *sans autre intervention de sa part :* 1° La perception directe par le Receveur, le jour même de l'admission, et pour la saison entière, des sommes allouées ou remises à cet effet aux indigents ; 2° ou le versement dans la caisse de ce comptable à Vichy, sans frais et sans déplacement pour lui, du montant des engagements souscrits.

Pièces à produire:

1° Certificat délivré par le Maire, constatant l'indigence du postulant.

3° Engagement souscrit par la commune ou le département, d'acquitter les frais de séjour à la Caisse du Receveur de l'Hospice.

L'Administration hospitalière consent néanmoins à recevoir le prix de journée des personnes qui peuvent le payer directement, pourvu qu'elles justifient que c'est le produit d'un secours spécialement accordé à cet effet.

3° Certificat d'un médecin constatant la nature, l'origine et la durée de la maladie qui nécessite l'usage des Eaux de Vichy.

Les malades qui ont déjà fait une ou plusieurs saisons à l'Hôpital, devront rapporter le bulletin délivré à la dernière saison par le médecin chargé du service thermal.

4° Un extrait du rôle des contributions directes constatant que le malade ne paye pas plus de 15 francs de contributions de toute nature.

S'il s'agit d'un enfant mineur, l'extrait sera délivré au nom du chef de la famille, et au nom du mari s'il s'agit d'une femme mariée.

ÉTABLISSEMENT THERMAL

ET HYDROTHÉRAPIQUE

SAINTE-MARIE

CUSSET à dix minutes de VICHY

TRAMWAYS DE CUSSET-VICHY

Retour pour les Baigneurs logés à Vichy

Les Tramways stationnent: à VICHY, près des Bains de 2e classe ; à CUSSET, en face l'Etablissement Sainte-Marie.

HEURES DE DÉPART

de VICHY		de CUSSET	
MATIN	**SOIR**	**MATIN**	**SOIR**
5 h. 40	Midi 40	5 h. »	Midi »
6 — 50	1 h. 10	6 — 10	Midi 40
8 — »	1 — 50	7 — 20	1 h. 10
9 — 10	2 — 20	8 — 30	1 — 50
10 — 10	3 — »	9 — 40	2 — 20
11 — 20	3 — 30	10 — 50	3 — »
	4 — 10		3 — 30
	4 — 40		4 — 10
	5 — 10		4 — 40

PRIX DES PLACES

Pour les baigneurs de l'Etablissement Sainte-Marie. 10 c.
Pour les autres voyageurs......... .... 20. c.

Service du Théâtre et du Casino

HEURES DE DÉPART

De Cusset, 7 heures et 9 heures 30 soir.
De Vichy, 8 heures soir et dix minutes après la sortie des Théâtres.

PRIX DES PLACES

A 7 heures et 8 heures....................... 30 c.
A 9 heures 30 et retour du théâtre........... 50

Service du Théâtre GRATUIT pour les Baigneurs logés à l'Hôtel des Bains Sainte-Marie, à Cusset.

Les sources Elisabeth et Sainte-Marie ont été décrétées d'intérêt public, le 3 janvier 1879. Ce même jour, ces sources ont été protégées par un autre décret, leur accordant un périmètre de protection de environ 75 hectares.

Elles ont obtenu les récompenses suivantes aux expositions :

1878, Paris : médaille d'honneur.
1879, — médaille d'or.
1879, — médaille d'argent pour les pastilles de la Cie et pour la liqueur Sainte-Marie.
1879, Beauvais : médaille d'argent pour tous les produits de la Compagnie propriétaire.
1879, Sydney : médaille grand module.
1880, Melbourne : médaille de bronze.

L'eau froide, qui est utilisée pour les douches, n'a peut-être pas son égale dans aucun autre établissement. Sa température oscille entre 8 et 10 degrés ; elle a été contrôlée par les ingénieurs des mines.

C'est une circonstance précieuse qui double les bons effets de l'hydrothérapie.

PRIX DES BAINS ET DOUCHES

DE L'ÉTABLISSEMENT SAINTE-MARIE

(Linge compris)

Bains minéraux............................	1 fr.	50
Bains d'eau douce..........................	1	»
Bains d'eau douce par abonnement de 20 cachets.	»	75
Bains sulfureux de Baréges tout compris........	2	50
Bains de vapeur............................	2	50
Bains de siége.............................	»	50
Douches froides ou chaudes.................	1	50
Douches froides ou chaudes par abonnement de 20 cachets...........................	1	25
Douches ascendantes	»	50
Douches vaginales.........................	»	25
Bains minéraux avec douches en baignoires.....	2	»
Piscine....................................	1	»

Bains et Douches à prix réduits, de 9 h. 30 à 1 h. 30.

Bains minéraux……………………………	1 fr.	»
Bains minéraux par abonnement de 20 cachets…	»	75
Douches de toutes sortes…………………	1	»

Linge supplémentaire. •

Serviette…………………………………	»	10
Peignoir…………………………………	»	15
Fond de bain……………………………	»	20
Costume…………………………………	»	25

Les Bains de l'Etablissement Sainte-Marie contiennent 80 à 100 litres d'eau minérale, 600 à 700 grammes de sels.

Température des douches froides, **8° centigrades**

L'Etablissement hydrothérapique a été récemment construit d'après les idées de l'illustre PRIESNITZ et des lois établies par le célèbre docteur FLEURY, professeur agrégé à la Faculté de Paris, créateur de l'hydrothérapie scientifique.

Un service de Tramways, luxueux et confortable, est organisé pour les baigneurs entre Cusset-Vichy.

CASINO ET THÉATRE

Le Casino est ouvert du 15 mai au 15 octobre.
Le Théâtre est ouvert du 15 mai au 30 septembre.

TARIF

L'abonnement au Casino ou au Théâtre est d'un mois.

CASINO

L'abonnement an Casino donne droit :

1° A l'entrée libre dans les salles de jeux, de billards, de lecture, de bal, dans la vérandah et dans le jardin réservé.

2° A l'entrée aux bals et aux concerts de la salle des Fêtes.

3° A l'Usage gratuit des chaises dans le parc, dans les Célestins et les promenades appartenant à la Compagnie.

Les prix sont fixés de la manière suivante :

Abonnement par personne......................	25 fr.	»
Abonnement d'un enfant au-dessous de 15 ans....	10	»
Entrée pour un jour, même les jours de bal et de concert..........................	2	»

Les prix des jeux sont tarifiés ainsi qu'il suit :

Le whist, la partie en tête à tête..............	5	»
Le piquet, la partie en tête à tête ou la passe....	3	»
L'écarté — —	2	»
Le billard, l'heure du jour....................	1	50
— l'heure de nuit........................	2	50
Le domino, le trictrac, les échecs, la séance....	1	»

THÉATRE

L'entrée ou l'abonnement au Théâtre est distinct de l'entrée et de l'abonnement au Casino.

Les prix, les jours de représentations ordinaires, sont fixés de la manière suivante :

Entrée avec stalle numérotée.............   4   fr. »
Entrée pour une loge de quatre places.....   16   »
Abonnement au théâtre pour une personne avec
   stalle numérotée,...........................   45   »

THÉATRE ET CASINO

Entrée cumulée d'un jour pour le Casino et le
   Théâtre...............................   5   »
Abonnement cumulé au Théâtre au Casino un
   mois, pour une personne..................   60   »
Abonnement de famille comprenant, soit le mari
   et la femme, soit l'un des deux avec un eufant 100   »

Les cartes d'abonnement pour le Casino et pour le
Théâtre sont personnelles et nominatives. Elles sont si-
gnées par le titulaire. — Elles doivent être portées osten-
siblement et représentées à toute demande des agents de
la Compagnie.

Il est interdit de fumer dans la salle de spectacle, le
salon de lecture, le salon des dames, la salle des fêtes et
pendant les concerts sous la vérandah.

TARIF DES VOITURES A VICHY

(Extrait de l'arrêté préfectoral)

Il est conseillé à toute personne de bien faire le prix avant de monter en voiture. Cette précaution évite le plus souvent des difficultés.

ART. 16. — Les prix à payer sont fixés ainsi qu'il suit :

VICHY

INTÉRIEUR DE LA VILLE ET TERRITOIRE

De six heures du matin à minuit.

Voiture à un cheval, la course..   1 fr. 25 — l'heure 2 fr. 25
Voiture à deux chevaux, la course   2   » — id. 3   »

De minuit à six heures du matin.

Voiture à un cheval, la course..   2 fr.   » — l'heure 3 fr.   »
Voiture à deux chevaux, la course   2   50 — id. 3   50

Course de la gare avec ou sans bagages, aller du chemin de fer dans les hôtels et réciproquement.

De six heures du matin à minuit.

Voiture à un cheval, la course..   1 fr. 50
Voiture à deux chevaux, la course   2   50

De minuit à six heures du matin.

Voiture à un cheval, la course..   2 fr.   »
Voiture à deux chevaux, la course   3   »

Moyennant ces prix, les voyageurs arrivant à la gare seront conduits jusqu'à ce qu'ils aient trouvé à se loger.

CUSSET

Voiture à un cheval, la course..   1 fr. 50 — l'heure 2 fr. 50
Voiture à deux chevaux, la course   2   50 — id. 3   50

La course pour Vichy et Cusset est le parcours du point de départ au lieu d'arrivée. (Retour non compris.)

HORS VICHY (aller et retour, repos compris)

	1 chev.	2 chev.
Casino des Justices	7 fr.	10 fr.
Charmeil	7	10
Côte Saint-Amand	7	10
Les Malavaux	7	10
La Montagne-Verte	7	10
Saint-Yorre	7	10
Saint-Germain-des-Fossés	7	10
Saint-Rémy	7	10
L'Ardoisière	8	12
Busset (retour par *Saint-Yorre* et la route de Nîmes)	15	20
Busset (retour par *l'Ardoisière*) . . .	16	22
Châteldon	15	20
Maulmont (retour par *Saint-Yorre* et la route de Nîmes) . . .	15	20
Gannat	15	20
Randan (par *Bois-Randenez*)	15	20
Randan (retour par *Maulmont* et *Saint-Yorre*)	18	24

Courses et promenades sans but déterminé hors de Vichy. — Voiture à un cheval, première heure, 3 fr.; les heures suivantes, 2 fr.; voiture à un cheval, la demi-journée, 9 fr.; la journée, 18 fr. Voiture à deux chevaux, la première heure, 4 fr., les heures suivantes, 3 fr.; voiture à deux chevaux, la demi-journée, 12 fr. 50 c.; la journée, 25 fr.

Le prix de la première heure sera toujours dû

intégralement, lors même que le cocher n'aura pas été employé pendant l'heure entière.

Les heures suivantes se fractionneront et seront payées par quart.

HOTELS, MAISONS MEUBLÉES, VILLAS

La moyenne du prix des hôtels, chambre et nourriture, est de 7 à 12 fr. par jour. En général, les logements deviennent moins chers, à mesure que l'on s'éloigne de l'Etablissement thermal. Les personnes qui veulent faire choix d'une maison meublée ou d'une villa, feront bien de descendre préalablement dans un hôtel, avant de se fixer.

On trouve à la station de la gare : l'omnibus de la ville, les omnibus des principaux hôtels et les voitures de place.

PROMENADES, EXCURSIONS

Les promenades aux environs de Vichy sont nombreuses. Les excursions les plus usitées ont pour objet :

Cusset, chef-lieu de canton, à 3 kilomètres de Vichy. On peut s'y rendre à pied par le chemin de Mesdames qui longe le Sichon et faire une halte à moitié route, au pavillon qui abrite la source Mesdames. En outre, des omnibus stationnent toute la journée devant l'hôpital civil. — L'établissement Sainte-Marie, l'allée des platanes séculaires, l'église, la prison, sont dignes d'intérêt. Depuis quelques années des amateurs de curiosités fouillent Cusset et y découvrent des trésors artistiques, qui enrichissent les vitrines des collectionneurs. Que les intéressés se hâtent de faire leur enquête, pour éviter le vandalisme des ignorants ou la rapacité des spéculateurs.

La Montagne-Verte, à 4 kilom. — Joli nom et nom mérité. Coup d'œil splendide. Du belvédère, on aperçoit la grande chaîne du Forez, le Mont-Dore, le Puy-de-Dôme, tous les géants de l'Auvergne et même la cathédrale de Bourges. Café-restaurant, salle de billard, jeux divers.

Les Malavaux, à 7 kilom.— Le Puits-du-Diable, la Fontaine-des-Sarrasins. Paysage étrange, tourmenté. La Suisse en miniature. Café-restaurant. On paye 50 centimes pour visiter ce qui fut le castel des Templiers criminels, dont le souvenir, conservé par la légende, répand encore l'effroi dans le voisinage.

Le Plateau de la Couronne. — Un peu plus loin que les Malavaux. Ruines du chateau de Montclar. Service régulier : départ de Vichy à midi et à six heures du soir, du bureau de tabac des Quatre-Chemins. — 1 fr. 50 aller et retour. — Café-restaurant. Déjeûner et dîner sur commande. Prix d'entrée : un franc. On a découvert de nombreuses curiosités sur cet emplacement. Citons au hasard : Dans l'intérieur des ruines de la chapelle beaucoup de tombes en pierre que l'on peut voir ouvertes et qui contiennent des ossements parfaitement conservés ; dans l'une de ces tombes on a trouvé plusieurs personnages.

Des pièces de monnaie en or et en argent qui datent de la plus haute antiquité ;

Une très curieuse inscription tumulaire, en latin ;

Une statuette de la Vierge en or massif, pesant près d'un kilogramme, trouvée près d'un tombeau ;

Une épingle en or, et des débris de bracelets de même métal ; des pointes de lances, des restes de poteries antiques, deux fers à cheval très curieux par leur ancienneté ; des morceaux de verres cristalisés par le feu. Un grand nombre d'objets portent les traces de flammes, car le château —ou peut-être le couvent — semble avoir été détruit par le feu.

En plusieurs endroits le roc est percé de sortes de puits ronds creusés à vif : de tous côtés des traces de voûte. Le sol résonne sous le pied.

Les travaux de recherches se poursuivent, et les résultats obtenus permettent d'espérer d'enrichir le musée de nouvelles curiosités.

L'Ardoisière, à 10 kilom. — Excursion très pittoresque, frais paysages, gorges boisées, sentiers ombreux. Un ruisseau capricieux forme une cascatelle qu'on a prétentieusement baptisée du nom de « Niagara de la montagne bourbonnaise. » Un charmant kiosque qui se transforme souvent en salle à man-

ger, se cache un peu plus loin, derrière les arbres,
comme une coquette derrière son éventail. La grotte
est d'une fraîcheur... glaciale. Si jamais le soleil y
a pénétré, il a dû y attraper un rhumatisme.
Avis aux visiteurs ! En résumé, un agréable lieu de
rendez-vous, où on peut laisser courir sa pensée en
tous sens, avec certitude qu'elle trouvera de quoi
rassasier sa rêverie.

La Côte Saint-Amand. Un des plus jolis panora-
mas des environs de Vichy. La vue embrasse la
vallée, de vertes forêts, de riches cotaux ; voilà
Randan, voilà Maulmont ; là-bas, Bourbon-Busset,
dont les tourelles semblent encore protéger le village, le roc Saint-Vincent, le noir Montoncelle, le
géant de la chaîne du Forez ; les clochers émergent
de ci, de là, et l'Allier décrit ses méandres dans le
lointain.

Du haut de la tour, munie d'une longue-vue, on a,
je le répète, une vue splendide. Il faut une heure
pour gravir à pied la colline. Des poteaux indicateurs servent à guider les touristes. Le restaurant
est assez convenable. Billard et jeux divers.

Le Château de Bourbon-Busset. A quatorze kilomètres. — Vieux manoir féodal dont les machicou-
lis et les créneaux semblent encore défier l'assaut.
Les tours commandent la vallée avec l'attitude fière
et mélancolique d'une forteresse.

On s'y rend habituellement en passant par l'Ardoisière, et on revient par Saint-Yorre.

De l'Ardoisière à Bourbon-Busset, le paysage est

d'une verdoyante sauvagerie, dont on ne se lasse pas.

Si sain à l'imagination et si reposant aux yeux est ce paysage resserré et sans horizon, qu'on l'abandonne à regret pour arriver au plateau qui le couronne et où on voit se dresser le château de Bourbon-Busset.

Le fondateur de la maison de Bourbon-Busset fut le prince-évêque de Liége, Louis de Bourbon, cinquième fils du duc Charles, dont le tombeau est à Souvigny. Il s'était marié avant de recevoir l'ordination. De ce mariage naquirent trois fils, qu'on désignait alors sous le nom de bâtards de Liège, à cause de l'irrégularité du mariage de leur père, et peut-être aussi parce que les enfants naquirent à une époque postérieure à celle où l'évêque reçut la prêtrise.

Pierre, l'aîné de ses enfants, fut la tige des comtes de Bourbon-Busset. Il épousa une veuve issue de l'illustre famille auvergnate des Allègre ; elle lui apporta en dot la seigneurie de Busset qui, depuis, a servi à distinguer sa descendance.

Le second comte de Busset épousa Louise Borgia, duchesse de Valentinois, la propre fille du terrible César Borgia, fils d'Alexandre VI. Elle avait été unie en premières noces au vieux capitaine Louis de la Trémoille ; depuis lors, la famille s'est unie aux Larochefoucauld, Clermont-Tonnerre, Lafayette, Montmorillon, Gontaut-Biron, etc.

Il est à remarquer combien la façade du château

est sobre d'ornements ; cela frappe d'autant plus qu'il date de l'époque de l'éblouissante floraison de pierre de la Touraine et de l'Anjou.

La chapelle gothique, récemment restaurée, montre comment la ligne seule, toute dépouillée, toute géométrique et abstraite, peut produire une impression, non plus de gravité, de noblesse et de haute élégance, ce qui n'aurait rien que de naturel, non même de pureté, ce qui se comprendrait encore, mais de gentillesse et de toute mignonne grâce. A l'intérieur, je signalerai spécialement le vestibule ou galerie d'entrée et quelques cheminées très originales du XVIᵉ siècle.

De la terrasse du salon moderne, on a un coup d'œil féerique. Le regard embrasse tout l'espace qui s'étend des plaines du Bourbonnais aux sommets de Sancy : il découvre cette fertile Limagne qui a inspiré Rosa Bonheur, et où il semble que les coqueliquots soient plus rouges, les bleuets plus azurés, les blés plus dorés qu'ailleurs.

Château de Randan. A seize kilomètres. — Demeure princière appartenant au duc de Montpensier. Sa construction remonte, dit-on, au VIᵉ siècle. Randan aurait été construit par des religieux ; il devint château féodal au XIIᵉ siècle, passa au XVᵉ dans les mains de la veuve du comte de Sancerre, ami de Polignac, qui le transmit, en 1518, par son mariage avec François de La Rochefoucauld, à cette puissante famille. En 1821, il devint la propriété de la princesse Adélaïde d'Orléans.

La chapelle et les appartements sont remplis de souvenirs historiques et de portraits de famille. Les cuisines et les vieilles broches remplissent de stupéfaction. Rien n'empêcherait le bœuf d'Ajax et les douzes marcassins de Trymalcion d'y cuire fort à l'aise. Le parc environnant renferme des arbres de toute beauté; des balcons, l'œil s'étend sur un demi cercle de plus de 60 kilomètres de rayon.

Il y a des bains de soleil et de verdure, a-t-on dit, qui sont des bains de Jouvence. On s'en aperçoit bien en traversant les bois remplis d'émanations saines, d'échos joyeux et de sensations caressantes, qu'il faut parcourir avant d'arriver à Randan. On dirait qu'on marche dans de la gaîté, tant la chanson du bucheron rit largement dans le lointain, et l'on revient ayant pris du ciel pour huit jours.

A partir du 1er juillet jusqu'au 1er octobre, la visite du château et du parc est permise, de midi à cinq heures, les jeudis, dimanches et jours de fête. On peut aller et revenir entre le déjeûner et le dîner, en faisant le tour complet, par des chemins différents.

On visite, en allant, le village d'Hauterive et le très coquet rendez-vous de chasse de Maulmont, qui a été construit en style gothique par les ordres de la princesse Adélaïde, sur l'emplacement d'une ancien Commanderie de Templiers. La salle à manger est très élégante, et du haut des tours on a une jolie vue.

Charmeil. A six kilomètres. — Sur la rive gau-

che de l'Allier. Charmeil possède des tilleuls séculaires, des solitudes verdoyantes pour les soupirants,
des sentiers perdus pour la facilité des confidences
et des aveux, des berceaux retirés pour les rêveurs
et les misanthroples. Malheureusement, les nouveaux
propriétaires n'en autorisent qu'exceptionnellement
la visite. Au retour, on traverse l'Allier sur un pont
suspendu qui marie les deux collines voisines. Vue
de Vichy, la courbe de ce pont ressemble à un fil
d'araignée jeté dans la brume.

Château de Billy. On peut y aller à pied de la gare
de Saint-Germain-des-Fossés. La grandeur déchue
de ce nid féodal est voilée de lierre et de mélancolie ; ses tourelles décrépites surplombent la ligne du
chemin de fer et dominent encore le village comme
une menace. Elles possèdent au plus haut point cet
attrait, cette empreinte artistique, dont le temps enveloppe les vieilles ruines.

La châtellenie de Billy était un fief de la maison
de Bourbon. Ce qui en reste appartient aujourd'hui
à M. François-Stanislas Morins, comte d'Arfeuilles.
Un des membres de cette famille sauva la vie à Philippe-le-Bel, à la bataille de Mons-en-Puelle (1304).
En reconnaissance de quoi le roi lui permit d'ajouter
une fleur de lys d'or à ses armes.

Au quinzième siècle, Billy était une ville importante et fortifiée. Les deux enceintes qui la proté-
geaient encore en 1790 étaient défendues par onze
tours crénelées. Ils en existe encore un certain
nombre au couchant.

. . La citadelle était elle-même protégée par cinq grosses tours : la plus haute, appelée le Donjon, est bien conservée.

Le comte d'Arfeuilles fera reconstruire le bel escalier en pierre qui se trouvait à l'intérieur de ce donjon. Cette réparation intelligente permettra aux visiteurs de monter jusqu'au faîte des constructions encore debout et d'amirer le panorama qui se déroule à perte de vue.

On pénètre par une porte ayant tous ses anciens ferrements dans une voûte encore en bon état, pour visiter les oubliettes.

La porte d'entrée de la ville, avec son cintre d'une hauteur de huit mètres, existe encore ; elle commence la rue Chabotin.

Non loin de là, s'élèvent plusieurs châteaux de construction récente, la jeunesse à côté de la caducité.

Chateldon, à vingt kilomètres. — Ce village est plein de surprises architecturales ; restes imposants d'un vieux château. La nature, dans toute sa grâce et sa simplicité. Sur les bords du Vauziron s'élève un établissement thermal composé de deux sources : le *Puits-Carré* et le *Puits-Rond*.

. L'eau de Châteldon est excellente pour la table. Légèrement ferrugineuse, elle rend à l'estomac son énergie et au sang les globules rouges qui lui manquent.

Thiers. — Route pittoresque. Horizons lointains. Rien de ravissant comme le coup-d'œil qu'on a de certaines rues, alors que la lumière se déverse comme une pluie de fleurs sur la campagne environnante. Par chemin de fer, Thiers est à une heure de Vichy et peu de touristes se dispensent de cette promenade.

TABLE DES MATIÈRES

VIN DE VIAL

Quina, Suc de viande et Lacto-Phosphate de chaux

PHARMACIE VIAL

14 RUE DE BOURBON, A LYON

TONIQUE, ANALEPTIQUE, RECONSTITUANT

Une cuillerée à bouche représente exactement 30 grammes de viande, 2 grammes de quina et 0 gr. 50 de phosphate de chaux.

L'heureuse association de ces trois substances, **Viande, Quina et Phosphate de chaux,** donne les meilleurs résultats.

S'emploie surtout pour combattre l'**Anémie,** la **Chlorose,** l'**Epuisement nerveux,** l'**Amaigrissement,** dans les **Dyspepsies** qui laissent après elles de la débilité, dans la **Convalescence,** dans toutes les circonstances, en un mot, où il faut relever l'organisme et donner du ton à l'économie.

Maison LE PERDRIEL

FOURNISSEUR DES HOPITAUX
54, rue Sainte-Croix-de-la-Bretonnerie, 54.

FABRIQUE & MAISON D'EXPÉDITION, 9, RUE MILTON
DÉTAIL : 70, rue du Faubourg Montmartre, PARIS.

SELS GRANULÉS EFFERVESCENTS
De Ch. LE PERDRIEL

Les médicaments granulés effervescents sont de petits globules légers ayant l'aspect de cristaux amorphes, très-poreux, qui se dissolvent instantanément dans l'eau et donnent un liquide parfaitement transparent et effervescent ; l'acide carbonique qui se dégage facilite l'absorption, la digestion et l'assimilation du médicament et en masque la saveur particulière : ces avantages les ont fait depuis longtemps adopter par les notabilités médicales.

Les Sels granulés effervescents peuvent remplacer la plupart des eaux minérales ; ils ont sur elles l'avantage d'un moindre volume, d'une notable économie et d'une conservation indéfinie.

Sous le nom générique de Sels granulés effervescents, nous préparons :

Les Sels de Lithine (Carbonate de lithine, Citrate de lithine, Bromhydrate de lithine, Salicylate de lithine, Benzoate de lithine).

— Fer (Carbonate de fer, Citrate de fer, Pyrophosphate de fer).

— Purgatifs (Citrate de magnésie, Sels de Sedlitz, Sels de Pullna, Sel purgatif Le Perdriel).

— Vichy (Bicarbonate de Soude).

Et sur demande spéciale, tous les Sels solubles.

Par un système de bouchage, déposé suivant la loi, les Sels granulés effervescents, mis à l'abri de l'air ne subissent aucune altération. Le godet qui surmonte le bouchon sert de mesure pour l'administration de chaque dose, et sa capacité varie suivant le médicament à administrer.

Parmi les Sels purgatifs effervescents, nous recommandons spécialement le Citrate de magnésie effervescent et le Sel purgatif de Le Perdriel ; leur avantage sur la plupart des purgatifs est de n'occasionner ni nausées ni coliques ; leur effet se produit, naturellement, et leur emploi, même journalier, n'offre aucun inconvénient.

Le contenu des flacons représente une purgation ; trois doses suffisent pour un enfant, quatre pour un adulte.

Deux doses prises le matin à jeun produisent un effet laxatif correspondant à un verre d'Eau de Sedlitz, de Pullna, de Friedrichschall.

Notre Sel effervescent de Vichy est délivré par flacons de vingt doses, représentant chacune exactement un verre d'eau de Vichy.

Sa base étant la même que celle de l'Eau de Vichy, son avantage est de se conserver et de se transporter plus facilement.

On peut prendre ce sel au repas, mélangé au vin ou à l'eau rougie.

PILULES TRÉHYON

AU

Benzoate de Lithine
ferrugineux et sans fer

CONTRÉ LA GOUTTE

ET LA GRAVELLE

Le Flacon de 100 Pilules : **10** francs

PHARMACIE TRÉHYON

71, rue Saint-Anne

PARIS

Vichy. — Imp. Wallon.

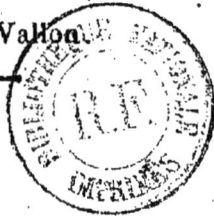

PRINCIPALES PUBLICATIONS

Du Docteur GRELLETY

1873. De l'hématurie dite essentielle dans les climats tempérés. In-8° de 70 pages.

1874. Vichy médical. Guide des malades à Vichy. In-12 de 360 pages

1876. Quelques conseils sur l'hygiène et le régime des malades. In-8 de 80 pages.

— Du merveilleux au point de vue médical. G. Baillère. In-8 de 86 pages.

1877. Influence de l'abus du tabac sur les troubles gastro-intestinaux. *Médaille de bronze*

1878. Contribution à la thérapeutique de quelques dermatoses de nature arthritique. In-8 de 48 pages. G. Baillère.

— De l'érysipèle lié à la menstruation. 20 avril, *Gaz. obstéricale.*

— Traitement du psoriasis par l'acide chrysophanique. — De la version par maneuvres externes, *Lyon-Médical.*

1879. Bibliographie de Vichy, suivie d'une notice sur les eaux et le traitement du diabète, In-8 de 70 pages. *Mémoire couronné par l'Académie de médecine.*

— Mécanisme des accidents mortels qui, dans certains cas, accompagnent l'évacuation trop prompte de la vessie au moyen de la sonde. France médicale, 5 mars 1879.

— Du climat de Nice et des maladies traitées dans cette ville, particulièrement de la phthisie. In-8 de 20 pages. Typographie Hennuyer.

— Des divers traitements de la fièvre typhoïde. *Couronné au concours de la Société médicale de Tours.*

1880. Nouvelles preuves des bons effets des eaux alcalines dans le traitement des dermopathies de nature arthritique. *Annales de la Société de thérapeutique,* in-8.

— Une cure thermale aux eaux de Vichy pendant le XVIIᵉ siècle. *Revue scientifique,* n° du 27 mars.

— Le mariage, ses avantages et sa moralité. Edition elzévire sur papier de Hollande. Imp. Protat. *Médaille d'honneur de la Société d'encouragement au bien.*

— Des principales complications du diabète. In-8, Lyon. Association typographique.

— Analyse et compte-rendu des 17 thèses d'agrégation en médecine, soutenues en mars 1880. G. Masson, in-8, de 130 pages.

1881. Notice médicale sur les Eaux de Vichy, suivie d'une réfutation de la prétendue cachexie, consécutive à la cure alcaline. In-18 de 74 pages, traduit en plusieurs langues.

— Lettres contre l'inspectorat des eaux minérales de Vichy. *Avenir de Vichy.*

1883. De l'hygiène des repas dans les pensions.

— De l'usage du cresson.

— Des précautions hygiéniques et prophylactiques à prendre contre la fièvre typhoïde. In-8 de 24 pages, publié par la *Société française d'hygiène*

— Traité élémentaire de la fièvre typhoïde. 1 volume de 420 pages. A. Delahaye et Lecrosnier, place de l'Ecole-de-Médecine   Prix : 5 francs.

www.ingramcontent.com/pod-product-compliance
Lightning Source LLC
Chambersburg PA
CBHW060949220326

41599CB00023B/3642